【第2版】

健康格差社会

何が心と健康を蝕むのか

近藤克則

千葉大学予防医学センター社会予防医学研究部門 教授
国立長寿医療研究センター老年学・社会科学研究センター 老年学評価研究部長

医学書院

著者略歴

近藤克則（こんどうかつのり）

1983年千葉大学医学部卒業。船橋二和病院リハビリテーション科科長などを経て，1997年日本福祉大学助教授，2000年ケント大学カンタベリー校客員研究員，2003年日本福祉大学教授。2014年から千葉大学予防医学センター社会予防医学研究部門教授，同大学院医学研究院社会予防医学教授を務める。国立長寿医療研究センター老年学評価研究部長，日本福祉大学客員教授も併任。一般社団法人日本老年学的評価研究（JAGES）機構代表理事。2020年日本医師会医学賞を受賞。2022年第32回日本疫学会学術総会会長。

主著に『「医療費抑制の時代」を超えて―イギリスの医療・福祉改革』（医学書院），『健康格差社会―何が心と健康を蝕むのか』（医学書院，2006年度社会政策学会賞奨励賞受賞），『健康格差社会への処方箋』（医学書院），『研究の育て方―ゴールとプロセスの「見える化」』（医学書院），『Advancing universal health coverage through knowledge translation for healthy ageing：lessons learnt from the Japan gerontological evaluation study』（共編著，WHO）など。

健康格差社会—何が心と健康を蝕むのか

発　行　2005年9月15日　第1版第1刷
　　　　2019年4月1日　　第1版第9刷
　　　　2022年6月15日　第2版第1刷©
　　　　2023年5月1日　　第2版第3刷

著　者　近藤克則
発行者　株式会社　医学書院
　　　　代表取締役　金原　俊
　　　　〒113-8719　東京都文京区本郷1-28-23
　　　　電話　03-3817-5600（社内案内）
印刷・製本　三美印刷

第 2 版の序

　本書の初版は 2005（平成 17）年に出版された。後に国の健康政策「健康日本 21（第 2 次）」（2012 年）や厚生労働白書（2014 年），医学教育モデル・コア・カリキュラム（2016 年）などにも登場するようになる「健康格差」「健康の社会的決定要因（social determinants of health：SDH）」「ソーシャル・キャピタル（social capital）」などの言葉，そして，それらを解明する「社会疫学（social epidemiology）」は，当時はごく一部の研究者しか知らなかった。まだ「平等な国」という幻想が残っていた日本では，健康にまで格差があることは共通認識になっていなかった。

　しかし私には，健康の社会的決定要因の重要性は明らかで，日本にもある健康格差は放置すべきでないと考えた。そこで，海外の膨大な知見と日本でのわずかな実証データをもとに，「早期警告」を発し，その生成メカニズムの理論（仮説）や，とるべき対策の考え方，そして黎明期である社会疫学の可能性と課題を論じたのが，拙著の初版であった。

　あれから 17 年が経った。社会疫学を専門とする研究者が増えて，同書で示した「おそらく○○だ」という予測や理論（仮説）については，かなり検証が進んだ。そして，国の行う調査でも，日本に「健康格差」があることが報告されるようになり，共通認識となった。論議を経て，放置すべきでないことが社会の合意となって，国として「健康格差の縮小」を目指す政策まで導入された。

　第 2 版となる本書では，この 17 年間に新たに蓄積されたライフコースや建造環境，ゼロ次予防をはじめとする科学的な知見や動向などを紹介しながら，健康の社会的決定要因による健康格差生成のプロセスがどこまで実証されてきたのか，その到達点を描きたい。今後，さらに数十年単位で発展し続けるであろう社会疫学研究と，環境に介入する「ゼロ次予防」の社会実装の可能性と課題を考えたい。

　本書の出版によって，初版の序文（後掲）で掲げた 3 つのメッセージ，

①今後目指すべき「(格差が小さく) 健康的で居心地のよい社会」，②ポ
ピュレーション・ストラテジーの重要性，③「生物・心理・社会 (bio-psycho-
social) モデル」への転換の必要性が，多くの読者に伝わることを願って
いる。そして，健康の社会的決定要因や社会疫学研究および実践・臨床，
事業・政策への適用を担い発展させてくれる若き研究者や実践・臨床家，
企業・事業者，政策・行政担当者が増え，最新のエビデンスをふまえた論
議や社会実装が進むことを期待している。

2022 年 5 月

近藤克則

初版の序

　日本は，今や世界一の長寿国である。しかし，その行方に，黄信号が灯っている。いや，赤信号かもしれない。例えば，厚生労働省が 2000 年度に始めた「21 世紀における国民健康づくり運動（健康日本 21）」の中間評価である。2010 年度に達成すべき 53 項目の数値目標のうち，4 割近い 20 項目で，目標に近づくどころか現状維持すらできず，むしろ悪化しているのである（2004 年 10 月時点）。

　この間にも，医学・医療は進歩し，国民の健康志向はますます強まり，関係者の努力で健康づくり運動は進んでいる。それにもかかわらず起きている後退現象である。なぜであろうか。この疑問を解き明かす手がかりを本書では示したい。

　本書のねらいは 3 つある。第 1 のメッセージは，医学・医療従事者，公衆衛生関係者など健康にかかわる人々だけでなく，社会（保障）政策・経済政策にかかわる人など，社会のあり方を考える人々に向けてのものである。現在進められている新自由主義的な構造改革によってもたらされる「勝ち組」と「負け組」に二極分化する格差社会が招くもの，それが比喩としての「痛み」でなく，「死」をも意味する健康被害であることを伝えたい。これまでの「格差社会」論争で抜け落ちていた「健康の不平等」の視点からみると，日本は『健康格差社会』とよぶべき状況になっている（第 1 章，および Column）。そして『健康格差社会』がなぜ生じるのか，そのプロセスについての理論仮説として「生き抜く力」（第 9 章）や「相対所得仮説」（第 10 章），「ソーシャル・キャピタル」（第 11 章）を紹介する。それらにより，わが国で現在進行している社会経済格差の拡大，それによってもたらされる慢性的・普遍的な社会的・心理的ストレスの拡大により，「負け組」だけでなく「勝ち組」をも含むすべての人々の健康に悪影響が及ぶ危険を示す。そこから今後めざすべき「健康的で居心地のよい社会」の条件と課題を考えたい（第 12〜14 章）。

　第2のねらいは，主に健康づくりや介護予防に携わる保健・医療・福祉職とこれらの政策立案者に向けて，戦略（ストラテジー）の見直しを提起することである（第2章）。介護保険制度の見直しで脚光を浴びている介護予防プログラムや「健康日本21」の下で進められている健康教育・指導は，危険（リスク）因子をもつ個人（ハイリスク者）に介入するハイリスク・ストラテジーに基づくものが中心である。しかし，それらの有効性を示すエビデンスは意外なほど乏しく，EBM（根拠に基づいた医療）の本場イギリスでは，「壮大なムダ」とまでよばれている（第12章）。本書では，ハイリスク・ストラテジーに偏重した取り組みがなぜほとんど無力なのかを明らかにする。そして今後，研究面でも実践面でも拡充されるべき戦略─ポピュレーション・ストラテジーの重要性を提起したい。

　第3に，従来の「生物・医学（bio-medical）モデル」の限界を明らかにする（第3〜5章）。人間を生物としてとらえ，健康についても遺伝子や行動など，その生物学的な側面から説明することで医学は大きく進歩した。しかしそれは，人間の一面をとらえているに過ぎない。今後は研究・臨床・政策のすべての領域で「生物・心理・社会（bio-psycho-social）モデル」へと転換すべきである。そのことを，社会疫学（social epidemiology）─健康を規定する社会的な因子（social determinants of health）を研究する疫学の一分野─などで蓄積されてきた科学的な根拠（evidence）に基づき明らかにしたい。また，単に実証データを示すだけでなく，なぜ社会経済的な因子が身体的な健康に影響を及ぼすのか，英語の表現を借りれば，どのようにして社会が皮膚を突き抜けて身体の中に入ってくるのか（get under the skin），そのプロセスについての理論仮説を提示する（第6〜9章）。

　その複雑なプロセスを要約すれば，次のようになる。社会経済的な慢性的ストレスが，「生き抜く力」（第9章）を蝕む。それによって，うつに代表される精神的な不健康を招きやすくなる（第7, 8章）。それらによって交感神経優位の身体環境となってハラハラ・ドキドキにさらされやすくなり，ストレスホルモンの過剰分泌など内分泌学的プロセス，さらには免疫学的な面での抵抗力の抑制など，いくつかの生物学的な経路を通じて，身体的な不健康を招く（第6章）。

　本書は，関心が異なる広い読者層を想定している。そのため，第 1, 2 章で全体の概要を示し，読者それぞれの関心に応えるところを見つけ出しやすいよう工夫もした。「健康日本 21」にかかわる保健師など保健所関係者や政策立案者をはじめとする公衆衛生関係者だけでなく，これから介護予防にかかわるであろうリハビリテーション科医・老年科医，理学療法士・作業療法士，社会福祉士，ケアマネジャー，広く保健・医療・福祉領域の臨床・政策にかかわる研究者，臨床医・看護師などの人々，さらには社会のあり方を考える経済学・社会学・社会（福祉）政策学などの研究者，ジャーナリストなどの知識人，さらには政治家など，多くの人々に本書を手に取っていただけることを願っている。

2005 年 7 月

　　　　　　　　　　　　　　　　　　　　　　　　　　　　　近藤克則

目次

column

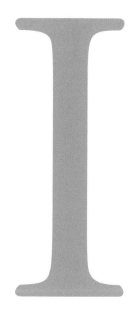

I

健康格差社会と
求められる総合的な対策

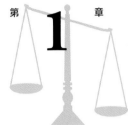

第1章

健康格差社会

何が心と健康を蝕むのか

　日本でも社会格差が拡大してしまった。「日本の経済格差」[1]「不平等社会日本」[2]「高齢期と社会的不平等」[3]「階層化日本と教育危機」[4]「希望格差社会」[5] などの言葉で，経済学，日本社会論，社会政策学，教育社会学，家族社会学，いろいろな角度から，わが国に不平等や格差があること，そしてそれらが拡大してきていることが指摘されてきた。

　しかし，そのなかで抜け落ちていた視点がある。それが社会経済的要因による「健康格差」，つまり「いのちの格差」である。

　社会経済的要因が健康に悪影響を及ぼすであろうことは想像に難くない。そして，それを裏づける事実とプロセスが「社会疫学（social epidemiology）」——健康の社会的決定要因（social determinants of health：SDH）を研究する疫学[6]——によって解明されてきた。

　本章では，すでにわが国が「健康格差社会」と呼ぶにふさわしい状態になっていることを示し，社会疫学の理論と知見をもとに，それがなぜ生じたのかを考察する。また，自己責任や市場原理を強調し，政府による個人や市場への介入は最低限とすべきと主張する新自由主義のもとで進められてきた社会格差を拡大・容認する政策が，健康にどのような悪影響を及ぼすのかを示したい。

🌐 放置すれば拡大する社会経済格差

　『21世紀の資本』[7] を著したフランスの経済学者 Piketty（ピケティ）によれば，過去200年の主要先進国のデータを分析した結果，資本をもつ

者は，もたざる（労働）者に比べて，より早くより大きな富を手に入れてきたという。

　所得の不平等（所得格差）の大きさを表すジニ係数をみると，日本では1980年あたりを境に不平等度が増加に転じている。そこには，高齢者や単身世帯・2人世帯が増加したことによる見かけ上の効果も含まれているものの，50歳未満の勤労世代の消費支出でみた不平等度も，やはり大きくなってきた[8]。平成29年版厚生労働白書[9]に掲げられたOECD主要12か国の2005年以降のジニ係数の推移をみても，半分の国が0.3未満であるのに対し，日本は0.3以上で高止まりし3〜4番目に不平等な国である。

　また，日本銀行によると個人金融資産の合計は1992兆円（2021年9月末）と，日本のGDP（国内総生産）約550兆円の3.6倍に上り，高所得層だけを相手にする金融サービスも生まれている。その一方で，貯蓄がほとんどない世帯が増えている。「家計の金融行動に関する世論調査」（金融広報中央委員会）で金融資産が「ない」と答えた者（2人以上世帯）は，1985年には4.5％にすぎなかったが，2019年には23.6％と5倍に増えている。

　生活保護受給者も増えている。1990年代前半に約60万世帯であった生活保護受給世帯は，2005年に制度発足以降初めて100万世帯を超え，2014年以降は160万世帯を超えている（厚生労働省「被保護者調査」）。

　企業内の賃金でも，成果主義が浸透し，同一企業内での正規雇用者間でも所得格差が広がっている。さらに非正規雇用労働者は，1984年の15.3％から2020年には37.2％へと2倍以上に増えている。そのなかでは65歳以上の高齢者の増加が目立つが，2020年で390万人，18.7％であり，65歳未満が1700万人である（総務省2021年「労働力調査」）。また，正社員・職員の平均時給1937円に対し，非正規職員の平均時給は1293円と2/3にとどまるという賃金格差がある（厚生労働省2017年「賃金構造基本統計調査」）。

🌐 健康格差社会の実像

　欧米では，2000年よりも前に，すでに政府[10]やWHO（世界保健機

関）[11] が健康格差に関する調査報告書を出していた。低所得や低学歴，職業階層が低い（肉体労働や非熟練労働者）など社会階層が低い人や，そのような人が多く暮らす地域ほど，それらが高い人や地域に比べて健康状態が悪いという，社会階層間・地域間の健康格差が報告されていた。

　しかし，かつて社会経済格差が他の先進国よりも小さかった日本では，健康格差も大したことはないと思われていた。調査において，所得や学歴を尋ねる項目を入れることすら一般的でなく，調査への協力をお願いした市町村職員からは「所得や学歴は質問しないで欲しい」と言われたこともあった。政府の調査報告では，社会階層間で健康状態を比較した結果は報告されていなかった。

　それでも，この問題を見過ごせないと考える研究者によって，日本にも健康格差がみられるという報告が，少しずつ重ねられてきた。それらのエビデンス（column 1-1）に基づいて，2010 年以降になると，日本公衆衛生学会の委員会レポート[12, 13] や日本学術会議[14] などによって，日本にも健康格差があり，放置すべきでなく，対策をとるべきだと勧告された。そして，2012 年に厚生労働省から発表された「健康日本 21（第 2 次）」[15] において，「健康格差の縮小」を「健康寿命の延伸」とともに目指すことが告示されるに至った。

　それ以降，政府統計や政策文書に，日本国内の健康格差を示すデータや対策が掲げられるようになっている。現在示されている健康格差の例を以下に紹介する。

●地域間格差
　健康寿命が最長の都道府県と最短の都道府県の間には，2010（平成 22）年時点で，男性で 2.79 年，女性で 2.95 年と，3 歳弱の健康格差があった（図 1-1）。

　市町村間で比較してみると，都道府県間よりも大きな格差がある。例えば，高齢者うつ尺度（Geriatric Depression Scale：GDS）で 5 点以上のうつ傾向・うつ状態と判定される人は，前期高齢者に限定しても，日本老年学的評価研究（JAGES：column 1-2，7 頁）[16] 2019 調査に参加した 64 市町村間で，15.6% から 32.4% までと約 2.1 倍の差がみられる（図 1-2）。

エビデンスのレベル

　科学的根拠（エビデンス）にも，その確からしさが高いレベルのものから低いレベルのものまである。これをエビデンスレベルという。

　臨床疫学でよく使われるエビデンスレベルを**表**に示した。研究（論文）といっても，そこからわかる確からしさには，いろいろなレベルがある。データで実証されていない「専門家の意見」には，誤りだったことがわかって訂正されたものが少なくない。例えば，高齢者における高血圧の基準値は徐々に下げられてきた。

　ある治療をした介入（治験）群としなかった対照群を比較して差があっても，元々の重症度など背景要因が異なっていた可能性は残る。背景要因をそろえるには，対象ごとにサイコロで偶数が出たら介入群，奇数が出たら対照群などと，無作為に 2 群に分けて比較する無作為化対照比較研究（randomized controlled trial：RCT）が必要である。

　1 つの研究で得られた知見には，たまたま得られた結果である可能性が残っている。だから複数の RCT で同じような結果になるのかを検証するシステマティック・レビューやメタ分析（column 1-4，12 頁）が望ましい。治療に関わるものだけでなく，リスク要因を解明する研究においても，エビデンスレベルがある。今後，社会疫学においても，より高いレベルのエビデンスの蓄積が期待される。

　このエビデンスレベルを学んだ初心者には，RCT でない研究は参考にならないという勘違いがよくある。これは，少なくとも 2 つの意味で誤りである。1 つには，薬剤などの臨床レベルの介入であれば RCT ができるが，社会疫学で必要とされる政策などマクロレベルの介入において RCT を行うことは現実的に不可能だからである。介入群にだけ，最低所得を保障するような実験を考えれば，それが現実的でないことがわかる。もう 1 つは，RCT は実装前研究（第 17 章 233 頁）にとどまるものだからである。

表　エビデンスのレベル　　　　　　　　　　（1 が最も高い）

1：システマティック・レビューまたはメタ分析
2：無作為化対照比較研究（RCT）など 1 つの信頼できるエビデンス
3：観察研究によるエビデンス
4：専門家の意見

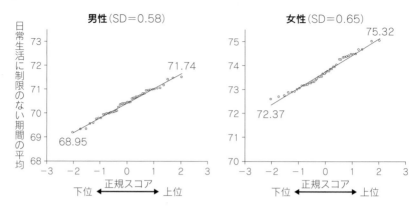

図 1-1　健康寿命の都道府県格差

都道府県別健康寿命「日常生活に制限のない期間の平均」の分布（2010 年）。

SD：都道府県間の標準偏差（地域格差指標）値が大きいほど格差が大きいことを意味する。

〔厚生科学審議会健康日本 21（第二次）推進専門委員会：第 11 回（2018 年 3 月 9 日）資料 1-1　別表第一　都道府県別健康寿命「日常生活に制限のない期間の平均」の分布の平成 22～28 年の推移，2018 をもとに作成〕

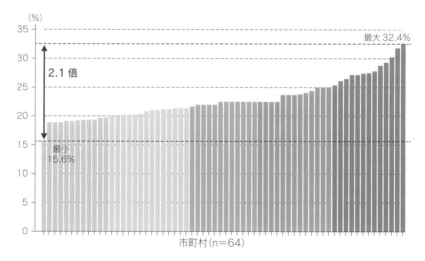

図 1-2　うつの割合の市町村格差

Geriatric Depression Scale（GDS）15 項目中 5 項目以上の者の割合（前期高齢者）。

〔日本老年学的評価研究機構：多地域大規模疫学調査（JAGES2019）より作成〕

column　1-2

JAGES（日本老年学的評価研究）の概要

　1999 年度に，高齢者ケア政策の基礎となる科学的知見を得る目的で，愛知県の 2 自治体を対象とした愛知老年学的評価研究（Aichi Gerontological Evaluation Study：AGES）として始まった。当初は，①要介護認定を受けている高齢者，②その家族介護者，そして③要介護認定を受けていない一般高齢者の 3 つの調査からなっていた。本書で紹介する一般高齢者データは，2003 年度に 3 つの県にまたがる 15 自治体から収集した代表サンプル 3 万 2891 人分のデータである*。その後，2006, 2010, 2013, 2016, 2019 年度に調査を繰り返している。

　参加市町村が全国に広がった 2010 年から，日本老年学的評価研究（Japan Gerontological Evaluation Study：JAGES）となった。延べ 194 市町村の延べ約 75 万人の高齢者データが蓄積され，協力が得られた市町村では追跡も行い縦断研究も進めている。50 を超える国内外の研究機関から，公衆衛生学，社会疫学，健康社会学，栄養学，心理学，社会福祉学，理学・作業療法学，経済学，地域計画学など多くの分野の研究者が，それぞれの分野の研究の到達点や検証仮説，方法論を持ち寄り，調査票を設計して分析にあたっている。

　詳しくは JAGES の Web サイト（https://www.jages.net/）を参照。

■文献
* Kondo K, Rosenberg M（eds）：Advancing universal health coverage through knowledge translation for healthy ageing：lessons learnt from the Japan Gerontological Evaluation Study. Geneva, World Health Organization, 2018

前期高齢者に限定してみても，同調査における要介護状態の一歩手前のフレイルには 5.2～13.3% まで約 2.6 倍の地域間格差がある。

●社会階層間格差

　今では，「国民健康・栄養調査」（厚生労働省）などで，日本にも健康格差があることが報告されるようになっている。図 1-3 に示した健康行動や生活習慣において，低所得の人ほど，健康に望ましくない行動をとっていることが明らかである。日本の子どもにも[17]，高齢者にも[18]，所得など

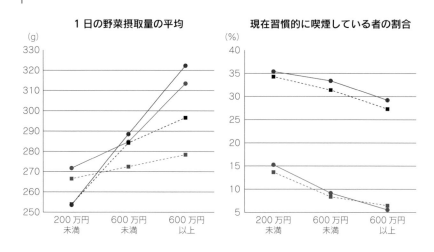

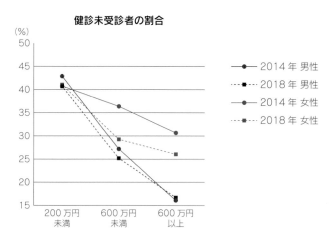

図1-3　野菜摂取量・喫煙・健診受診と，所得（年収）との関係

割合または平均は，年齢と世帯員での調整値。割合に関する項目は直接法，平均に関する項目は共分散分析を用いて算出。

〔厚生労働省：国民健康・栄養調査をもとに作成〕

の社会階層による健康格差が存在することが実証されている。

●国際間格差

　「国際保健学」の定義を知っているだろうか。「国や地域間にみられる健康の水準や保健医療サービスにおける格差を明らかにし，そのような格差を生じた原因を解明し，格差を縮小する手段を研究開発する学問」[19] である。すなわち，国際間格差も課題の 1 つである。

　WHO の世界保健統計報告書 2021 年版によると，2019 年の男女平均寿命の世界 1 位は日本の 84.3 歳で，40 位の米国は 78.5 歳，統計が得られる最下位（183 位）はレソトの 50.7 歳である。

なぜ社会経済格差が健康に影響するのか

　日本は，世界のなかでも 3 番目の経済大国である。かつて『あゝ野麦峠』などで貧困と病気の関係が注目された 100 年以上前の日本に比べれば，生活保護受給で最低限の所得保障が受けられるようになり，絶対的貧困は減ったはずである。また，健康診断（健診）も少ない費用負担で受けやすくなり，国民皆保険も実現して医療にかかりやすくなった。にもかかわらず，なぜ「健康の不平等」や「健康格差」がみられるのであろうか。

　その理由は，複合的である。なかでも従来軽視されてきたのが「心理的ストレス」（第 6〜8 章）や「人間関係」（第 9 章）の関与である。そして，これらを介した「相対的貧困」の影響である。

●健診・医療受診

　例えば，健康行動への影響として，高齢者における健診受診と社会経済的地位（socio economics status：SES）の関係を，格差の大きい「男性」のデータで紹介しよう[20]。所得を 3 区分してみてみると，高所得層では健診を「受診していない者」は 16.1％ だが，低所得層では 24.1％ と多い。教育年数でみても，13 年以上群の未受診率 14.5％ に対し，6 年未満群では 34.6％ と 2.4 倍も多い（column 1-3，10 頁）。健康に望ましくない「運動量の少ない者」も「喫煙者」も，同じように社会経済的地位の低い

column　1-3

教育年数が短いほど「健診を受診したことがない」

　AGES プロジェクトデータ（column 1-2，7 頁）の 3 万 2891 人を対象に，健診を受けたことがない者の割合を，男女別，教育年数別に示した（図）*。低学歴（教育年数が短い）者ほど，「健診を受診したことがない」者が多くなることがわかる。

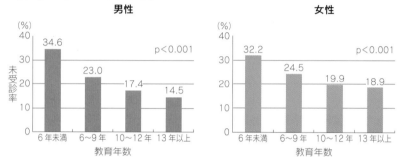

図　教育年数別健診未受診者割合（年齢調整済）

■文献
* 松田亮三，平井寛，近藤克則，他：日本の高齢者—介護予防に向けた社会疫学的大規模調査．高齢者の保健行動と転倒歴—社会的地位との相関．公衆衛生，69：231-235，2005

人に多いのである。

　また，海外の研究で，医療費の自己負担が増えると，不要な医療受診だけでなく適正な受診も抑制されること，貧しい人々に特に顕著に作用することが明らかとなっている[21]。

●心理的ストレス，うつ

　心理的ストレスも，大きな役割を果たしている。図 1-4[22] で示したように，社会経済的地位が低い層にはうつなど心理的健康状態がよくない人が多い。2001 年までに報告された 60 編の研究[23] や，10〜15 歳に対象を限定した 2006 年までの 9 編の研究[24] のメタ分析（column 1-4，12 頁）で，うつや不安の有病率，うつ発症率も，社会経済的地位が低い人で多いことが報告されている。そして，うつは自殺の原因になるだけでなく，虚

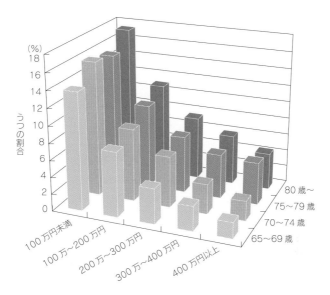

図 1-4　所得とうつの関係

所得は年間世帯所得を世帯人数の平方根で除した等価所得。うつ
は GDS 15 項目版で 10 点以上であった者。

〔吉井清子，近藤克則，平井寛，他：日本の高齢者―介護予防に向けた
社会疫学的大規模調査，高齢者の心身健康の社会経済格差と地域格差の
実態．公衆衛生，69：145-148，2005〕

血性心疾患など身体疾患の危険因子であり，予後不良因子であることもわ
かってきている（第 7 章）。

　この心理的ストレスは，最底辺層だけを苦しめるのではない。図 1-4
から読みとれるように，より高い層と比べて「相対的に低いこと」によっ
ても心理的ストレスやその結果としてのうつは増える[22]。

　例えば，リストラされた人だけでなく，かろうじて残った人も「次は自
分かもしれない」という心理的ストレスに怯える。さらに，やや余裕を
もって正社員として残った人も，無言の圧力や将来不安，成果主義賃金の
導入によって，「自主的に」長時間労働をするようになる。これが長期に
わたれば，最底辺層よりもちょっと上に位置する「勝ち組」にとっても，
健康によいはずがない。

　以上のような健康行動や医療受診，心理的要因を含む複数の経路から，

システマティック・レビューとメタ分析

　1つの研究の結果が，たまたま得られたもので，追試をしてみると一貫
とした結果が得られないことがある。そこで，似た研究目的で行われた複
数の研究結果が一貫として同じなのかを確認すべきだとなった。しかし，
複数集めたレビュー（総説論文）といえども，都合のよい結果だけを集め
ているかもしれない。そこで，文献データベースを用いて文献検索して，
漏れなく，体系的に研究を収集すべきとされた。それがシステマティッ
ク・レビュー（systematic review, 日本語では，体系的あるいは系統的総
説と呼ばれる）である。

　また利用できる個々の研究データを集めて，それらをまとめて分析する
のがメタ分析（meta analysis）である。システマティック・レビューやメ
タ分析の結果で得られた知見は，エビデンスレベル（column 1-1, 5頁）
のなかでも，最も確からしさが高く，それまでの科学的な知見の到達点か
らすると（重大な見落としがなければ）確実といえる。本書では，できる
だけ多くのものを紹介したい。

社会経済的な要因は健康に影響を及ぼすと考えられる。そのプロセスの最
終段階は，ストレスホルモンの慢性的過剰分泌，それによる心拍数増加な
ど交感神経優位（ハラハラ，ドキドキ）の状態，免疫機能の低下など，内
分泌・神経・免疫学的な生物学的反応を引き起こす。それらが高血圧を招
き[25]，脳卒中などによる死亡[26]をもたらすことがメタ分析で明らかにさ
れてきている（第6章）。

●建造環境

　建造環境（built environment）とは，公園や公共交通機関，土地利用の
仕方などの，人の手によって作り出された環境のことである。健康行動は
この影響も受ける。

　例えば，公園の近くに暮らす人で，運動頻度はそうでない人よりおよそ
2割多く[27]，食料品店が近くにないと答えた人で，野菜・果物と肉・魚の
摂取頻度はそうでない人より低かった[28]。

●社会的なストレス

　社会経済格差の拡大によって社会的なストレスも高まる。社会的ストレスの 1 つの現れが犯罪である。例えば，米国 50 州の所得格差と殺人発生率の関係についての研究[29] で示されたように，米国では所得格差が大きい州ほど殺人事件発生率も高い。

●「不平等が健康を損なう」

　では，社会経済格差の拡大による国民の健康への影響はどうであろうか。それを正面から取り上げた本が Kawachi（カワチ）らの『不平等が健康を損なう』[30] である。

　この本の原題 "The Health of Nations" は，Adam Smith（アダム・スミス）の "The Wealth of Nations"（国富論）のタイトルを意識したものである[31]。アダム・スミスは，経済的に豊かな国と貧しい国の違いをもたらす要因を分析し，市場の「見えざる手」に委ねることが重要であると述べた。それに対し，この本では，健康な国とそうでない国の違いをもたらす要因を分析している。

　それによれば，経済水準があるレベルに達するまでは，経済的な豊かさは国民の健康度を高めている。しかし，経済がある程度以上に発展した国々においては，市場原理に委ねて社会経済格差を拡大すると，かえって健康を損なう危険があると指摘した。

　例えば，図 1-5[32] は，米国の 50 州について，所得の不平等度を表すジニ係数と死亡率の関係を示したものである。右側に位置する（不平等度が大きい）州ほど死亡率が高いという関係が見てとれる。所得の不平等が大きな国ほど，死亡率が高いことがメタ分析でも確認されている[33]。

　米国は，GDP 比の医療費水準が世界一高い国であるにもかかわらず，3000 万人弱の（医療保険）無保険者がいる国である。さらに，医学の先進国であるにもかかわらず，平均寿命が 3 年続けて短くなった国である[34]。つまり，いくら医療費を増やし，医学を進歩させても，貧富の差の拡大に代表される社会的な不健康要因を放置すれば，必ずしも国民の健康の向上には結びつかないのである。

　市場原理や競争原理を強化する経済政策で効率を追求することは，いわ

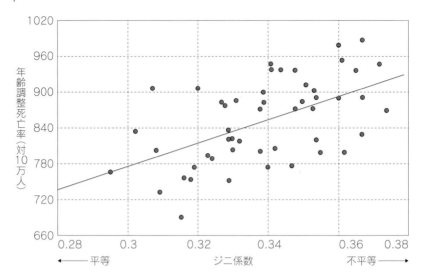

図 1-5　米国 50 州における所得の不平等（ジニ係数）と年齢調整死亡率

●は州を示す。

1990 年，r=0.54，p＜0.0001。

〔Kawachi I, Kennedy BP：The relationship of income inequality to mortality；does the choice of indicator matter?　Soc Sci Med, 45：1121-1127, 1997 を一部改変〕

ゆる「勝ち組」には経済的な豊かさをもたらすかもしれない。しかし，それは国民全体の健康状態を高めない。富の再分配政策などの「社会のあり方」を決める社会（保障）政策が，健康には大きく影響する（第 11，16 章）。

●社会的結束の崩壊で健康度も悪化──ロゼト効果

　ロゼト（Roseto）は，イタリアから来た移民がつくった米国の町である。あることがきっかけで，この町が注目されることになった。それは，この町の心筋梗塞による死亡率が，隣町の半分以下であったからである[30]。

　たばこや運動習慣など，よく知られている心筋梗塞の危険因子を比べると，死亡率の高い隣町とロゼトはほとんど差がなかった。両者の間で目立った差が，移民の人たち特有の連帯感（社会的結束）であった。ロゼトではお金持ちも服を派手にしたり，高級車キャデラックを乗り回したりし

てみせびらかすことをしない。つまり，格差をみせつけず，心理的なストレスを小さくするような社会のあり方があった。

　そして，時代とともにロゼトにも米国の消費文化が入り込んできた。やがて社会経済格差は拡大し，「勝ち組」がそれをみせびらかすようになり，町の連帯感は崩れた。それにつれてロゼトの心筋梗塞による死亡率は上がり，ついには周りの町と差がなくなってしまった。これがロゼト効果と呼ばれる，社会のあり方による健康防御効果である。

　上記のようなコミュニティにおける相互信頼感，互助意識，人々のネットワークの豊かさなどが，ソーシャル・キャピタルと呼ばれるものである。社会学や政治学などで注目されるこの概念が，公衆衛生分野や社会疫学分野でも，ロゼト効果として注目されるようになった（第 12 章）。

◉ ではどうしたらよいか

● 分野別施策の限界

◉ WHO の最終報告書

　WHO の「健康の社会的決定要因に関する委員会」最終報告書（2008 年）[35)] は，健康の社会的決定要因を「全体論的視野でとらえる」としている。そして，健康格差の原因は，権力，資金，物資およびサービスの不平等な分配にあり，それらの結果である人々の保健医療，学校，教育へのアクセス，労働と休養，家庭，コミュニティ，市町村などの生活環境と，豊かな人生を送れるチャンスの不公平さによって，健康格差が生じているとした。

　このような全体論的な視野でとらえると，これまで重視されてきた行動（健康行動，生活習慣）と生物学的要因は，健康格差を生み出す直接的な「中間決定要因」として重要ではあるが，その一部にすぎない（図 1-6）。保健医療制度は，健康格差が生じる最終段階であるため，「最後の砦」として果たす役割は小さくはないが，そのほかに物的環境や心理社会的要因も存在する。

　さらに図 1-6 の左側には，その「原因の原因」がある。「構造的決定要因」として，社会経済的地位などがあり，それらに影響している社会経済

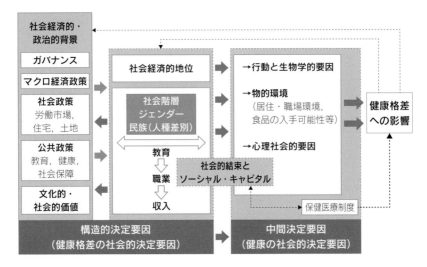

図 1-6　健康の社会的決定要因に関する概念的枠組み

〔World Health Organization（WHO）：A Conceptual Framework for Action on the Social Determinants of Health.2010（厚生科学審議会地域保健健康増進栄養部会次期国民健康づくり運動プラン策定専門委員会仮訳：健康日本 21［第 2 次］の推進に関する参考資料，9，2012）を一部改変〕

的・政治的背景がある。

◉保健医療政策だけでは足りない

　健康の社会的決定要因のありようは，国によって，あるいは同じ国のなかでも地域によって異なっている。実質的に誰がどうやって社会の方向を決め，社会を動かしているのかというガバナンス（統治）のあり方や，富を生み出すマクロ経済政策，労働者を守り住宅や土地利用のあり方を決める社会政策，教育や富の再分配のあり方を決める社会保障などの公共政策，さらには文化的・社会的価値なども影響する。

　だから，臨床医学からみるとマクロな対策である保健医療政策ですら，このように全体をみたときには，ごく一側面に影響を及ぼすものにすぎない。健康格差の縮小策としては，保健医療政策だけでは足りない。Public Health Policy（公衆衛生政策）ではなく，Healthy Public Policy（健康的な公共政策）が必要なのだ。

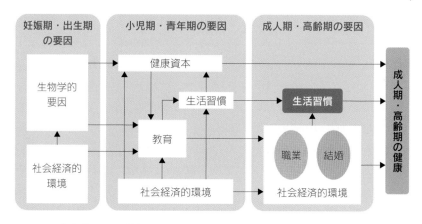

図 1-7　妊娠期から高齢期に至るライフコースの影響経路

〔近藤克則：健康格差社会への処方箋．21，医学書院，2017 を改変〕

●**ライフコース・社会的包摂**

　前述した WHO の最終報告書（2008 年）[35] のタイトルは，「一世代のうちに格差をなくそう：健康の社会的決定要因に対する取り組みを通じた健康の公平・公正」である。一世代といえば，30 年前後である。ずいぶんと長期の話だと感じるかもしれない。しかし，ライフコース（出生時から高齢期に至るまで）の影響の大きさを知ると，それが長期でも，大げさでもないことがわかる。

◉**出生時から高齢期までの要因による健康影響**

　まず，ライフコースにおけるさまざまな要因が，成人期や高齢期の健康に影響していることが，多くのライフコース疫学研究によってわかってきている[36]。図 1-7 に示すように，成人期・高齢期の健康は，成人期・高齢期の生活習慣だけで決まっているわけではない。成人期の社会経済的環境に加え，小児期・青年期の要因の影響も受けている。さらにさかのぼると，出生時体重など妊娠期・出生期の要因が，成人期・高齢期の疾患および健康状態まで関連している。

　例えば，高齢者に「あなたの 15 歳の頃の生活程度は，周りの人に比べてどれぐらいでしたか」と尋ね，回答を「上」「中」「下」の 3 群に分けた。すると，戦前の学校給食がなかった世代では，「上」群に比べて「下」

群のほうが，野菜・果物を毎日食べない人が1.44倍多かった[37]。同様に，認知症や要介護状態となるリスクである「生活機能低下」が生じる確率は，「上」群に比べ「下」群のほうが1.39倍も高く[38]，高齢期になってからの「うつ」の新規発症確率は1.3倍だった[39]。いずれも高齢期の所得などの関連を考慮した値である。そして，生活機能低下もうつも，健康によい「社会参加」の阻害要因となる。

　教育年数をみると，教育を受けた年数が長いほど，高齢期にスポーツの会に参加している割合が高い。教育年数「6年未満」に比べて「13年以上」の高齢者において参加割合は2倍であった[40]。

　また，母体内の胎児期に飢餓状態にさらされると，インスリン感受性が変化し，糖尿病を発症しやすくなる。さらに，貧困状態にあった子どもの前頭葉・側頭葉などの灰白質容積は8〜10%小さく，学力テスト成績の20%は脳容積が小さいことで説明可能と報告されている[41]。

　つまり，貧困や教育年数などの子どものころの生育環境が，脳の容積や学力，高齢期の健康や社会参加にまで影響を及ぼしているのである。

●生育環境による学習性無力感と社会的排除

　子どもの頃の生育環境が，健康に影響する理由は，生物学的な経路だけではない。「学習性無力感」を知っているだろうか。「どうせ自分にはできない」などの無力感や，あきらめ，自己肯定感の低さは，生まれつきの性格ではなく後天的に学習されることがわかっている。

　心理学者のSeligman（セリグマン）らは，24頭の犬を3群に分けて比較する実験をした[42]。1番目の群は，実験の本番前に電気ショックから逃避可能だと学習させた「逃避可能学習群」である。2番目の「無力感学習群」には，本番前に電気ショックから逃げようとしても逃げられない経験を繰り返しさせて，無力感を学習させた。3つ目の「比較対照群」には，何も経験させずに実験を本番とした。

　本番では，3群とも電気ショックから逃れられる環境とした。それにもかかわらず，無力感学習群はショックから逃れようとしないか，あるいは逃避までにより長い時間がかかった。Seligmanらはこのようにして無力感は学習されることを検証した。ラットやモルモット，ネコ，金魚などに加え，人間でも，そして電気ショックを加える以外の方法でも同様な現象

は認められたという。

　貧困世帯では，親が仕事に追われていたり，にが手だったりなどで，読み聞かせをしてもらったり勉強をみてもらったりする機会が少なくなりがちだろう。勉強をみてもらえる機会が多い家庭の子どもと比べて，学校の勉強が大変で「できない」という経験をするかもしれない。加えて「家には大学に進学するお金がない」と感じた子どもは，「どうせ努力しても仕方がない」と考え勉強をしなくなる可能性がある。

　高卒者は大卒者に比べると非正規雇用が多く給与水準が低い[43]。さらに，未婚にとどまる割合が高く，支援を受けられる人間関係がつくれず，老後の国民年金は満額でも月に約 6 万円である。このような「負の連鎖」によって，貧困家庭の子どもは社会から排除されがちである。

　このようなエビデンスと社会的排除の心理的・社会的プロセスを考えると，前述した「一世代のうちに格差をなくそう」という WHO の最終報告書[35] のタイトルは，「健康格差の小さな社会を作るには，少なくとも一世代はかかる」というリアルな認識をふまえたものであることがわかる。

●経済的豊かさと幸福との相関は低い

　医療職は，無意識のうちに，健康を他のものよりも価値がある究極の目的とみなしている。しかし，実際には，多くの人にとって健康自体は目的でなく，幸福（well-being）追求という目的のための手段とみることもできる。では，幸福度を高めるために何をすればよいのか。

　スイスの経済学者 Frey（フレイ）ら[44] によれば，先進国においては，経済的な豊かさと幸福感の間の相関は，思われているよりも低い。相関係数（0〜1 の間の値をとり，0 は無関係，一般に 0.7〜0.8 以上で強い相関ありとされる）でわずか 0.2 である。しかも，他の要因の影響も考慮すると，所得よりも失業やインフレ，そして健康状態のほうが幸福には強く関連している。つまり，所得向上を理由に効率を追求し格差を拡げるよりも，失業不安を和らげたり健康状態を高めたりするほうが，国民全体の幸福度が高まる可能性が高い。

　米国における研究でも，経済ニュースで必ず取り上げられる株価指数（ダウ平均）と，社会的健康指標（暴力犯罪，児童の貧困，高校中退，65

歳以上平均余命などの 16 指標からなる）との乖離が 1970 年代の終わりから大きくなり，株価指数が上昇を続ける一方で社会的健康指標は停滞していたという[30]。幸福追求の手段であったはずの経済成長の追求が，必ずしも幸福をもたらさなくなっている。競争での優位を保つために長時間労働を強いられるなど，むしろ経済成長の追求のために幸福が犠牲にされているのである。

社会がある程度の水準に達するまでは，経済的な豊かさが，そしてそのための経済成長が，確かに幸福をもたらした。しかし，日本を含む先進国は，すでにその段階を通りすぎてしまったようにみえる。そのことに気づかないまま，あるいは惰性で，経済成長を追求するために幸福や健康を犠牲にしているとしたら，本末転倒ではあるまいか。

すでに，GNP（国民総生産）で測られる経済規模を追求することではなく，国民の幸福を最大にすることを目標にすると宣言する国も現れた。ブータン王国では，国民の幸福度の指標として，GNH（国民総幸福，Gross National Happiness）を開発し，それを最大化しようとしている[44]。

● Health in All Policies（HiAP）と「見える化」

社会問題の発見から改善に至るまでを表 1-1 に示す。

本書の初版（2005 年）は，このうち「①（再）発見」と「②早期警告」

表 1-1　社会問題の発見から改善に至るまでの 8 段階

①**発見**　知られていなかった社会問題が「発見」される。
②**早期警告**　まだ十分なデータがそろう前の段階で，放置すべきでないという「早期警告」がなされる。
③**実証**　調査研究が行われ，その深刻さや広がり，生成プロセスなどが「実証」される。
④**論議**　放置すべきでないのか否か，対応策があるのか否かなどを巡った「論議」がなされる。
⑤**合意形成**　対応すべきとの価値判断が加えられ，ようやく社会的に対策すべきという「合意形成」に至る。
⑥**政策導入**　それに対応するための「政策導入」がなされる。
⑦**政策の改善・普及**　初期の実践・政策に対する評価が加えられ，限界を克服するための「政策の改善・普及」がなされる。
⑧**社会問題の改善**　社会全体に実装され「社会問題の改善」に向かう。

の書であった。その後，紹介したような健康格差の「③実証」が重ねられ，「④論議」のなかで「⑤合意形成」が進み，WHO 総会決議（2009）や「健康日本 21（第 2 次）」（2012）で「健康格差の縮小」が国内外の政策目標となった（⑥政策導入）。その後の中間評価で，健康格差の縮小は可能であることが確認され（第 15 章），現在，第 3 次に向けた改善方策や課題が論議されている（⑦政策の改善・普及）。初版から 17 年間かけて，ゆっくりだが「⑧社会問題の改善」に向けて着実に前進していることがわかる。しかし，残された課題はある。

1 つは，より総合的な政策を動員した取り組みである。これを WHO は Health in All Policies（HiAP）と呼ぶ。「すべての政策に健康の視点を入れよう」という意味である。

上述したような，保健医療政策だけでは改善できないライフコースや社会的排除の影響を知れば，保育・就学前教育から，労働政策，社会保障政策など，「原因の原因」に迫り，健康格差の社会的決定要因（図 1-6，16 頁）に位置づく，すべての政策による対策が必要であることがわかるだろう。

専門分化し，担当が分かれている部門が連携することは簡単ではない。縦割りが邪魔をするからだ。それを突破するうえで，関わる者たちが，問題や原因，連携の必要性などを共有するために有効なのが「見える化」[36]である。どの集団間や地域間の，どの健康指標に，どれくらいの健康格差があるのか，その関連要因や有効な対策は何か，などが「見える化」され，共有されることで，HiAP は進みやすくなる。

社会政策への示唆

本書で紹介する一連の社会疫学の知見と，実証されてきた理論から導き出される社会政策への示唆（第 15，16 章）を簡単に述べておこう。職域におけるジョブ・デザイン（仕事の仕方の設計）のようなメゾ・ミクロレベルにおいても，大きくは経済政策や社会政策のようなマクロレベルにおいても，応用の可能性がある。

メゾ・ミクロレベルでいえば，すでに WHO やヨーロッパ諸国では，

Health Impact Assessment（健康へのインパクト評価）への取り組みがなされている。これは，空港建設から防犯政策，農業政策まで，あらゆる政策が国民の健康に与える影響（インパクト）を事前に予測評価して，政策選択の根拠にしようという取り組みである[45, 46]。

　マクロレベルで言えば，大きすぎる社会経済格差が国民の健康に悪影響を与えるという危険性を，エコノミストや政治家は，政策提言・立案のときに考慮すべきである。グローバリゼーションの名のもとに米国型の新自由主義を押しつけられることを拒否する動きが，ヨーロッパでは出てきている。"Health for All（すべての人に健康を）"のスローガンに代表されるように，「公平・公正・平等」を重視する道を選択しているのである。日本でも，本書の初版を発行した 2005 年当時には想像できなかったが，「健康格差がある社会」であることを政府が認め，それを縮小することを政策目標として掲げるところまで前進した。

　「健康寿命の延伸」だけに取り組んでも，社会経済的地位が高い層に恩恵が大きく低い層が取り残される場合には，健康格差はむしろ拡大する。だからこそ「健康格差の縮小」も目標に掲げてモニタリングしながら取り組むことが必要なのだ。

🌐 第 1 章のまとめ

　わが国でも，社会経済格差が拡大してきた。OECD 加盟諸国の相対的貧困率（相対的な貧困者の割合）は平均で 10.2%（2000 年）である。それに対し，日本はこれを大きく上回る 15.3% で，27 か国中 5 番目に貧困層が多い国になった。その後も 2012 年の 16.1% をピークに，2018 年も 15.4% と高止まりしている[47]。同時に，日本は指標によって社会階層間に 5 倍もの格差がある「健康格差社会」である。

　放置すれば，社会経済格差は拡大し，それと並行して「健康格差」も拡大していく可能性は高い。

　社会経済格差拡大が，そこに暮らす人々の心理・社会的ストレスを高め，そのことが内分泌・神経・免疫学的な反応を引き起こし，精神的・身体的な不健康や「死」を招くという影響経路を考えると，格差拡大に伴う

「痛み」とは，単なる比喩でなく，時に「死」をも意味する。しかも，ストレスにさらされているのは，社会から排除された底辺層だけではない。中間層や相対的「勝ち組」も「（自分や子世代が）排除され転落するかもしれない」という不安，そしてそこから逃れるための長時間労働などのストレスにさらされている。

　社会経済格差の拡大は，経済効率の追求や経済成長を目的に積極的に推進され，あるいは，しぶしぶ容認されてきた。しかし，社会経済格差による「痛み」に耐えてこそ経済的な豊かさが得られ，それが国民に幸福をもたらすという前提そのものに，疑問の余地がある。一方，多くの人々にとって，健康は幸福の基礎である。その健康を損なうのだとすれば，社会経済格差を拡大し競争を煽る経済政策偏重は，あまりに副作用が大きい。国民に安心をもたらす，社会（保障）政策が，少なくとも同じ程度に，重視されることが必要ではないか。追求すべきは「健康的で居心地のよい社会」の実現である。

■文献
1) 橘木俊詔：日本の経済格差―所得と資産から考える．岩波新書，1998
2) 佐藤俊樹：不平等社会日本―さよなら総中流．中央公論新社，2000
3) 平岡公一：高齢期と社会的不平等．東京大学出版会，2001
4) 苅谷剛彦：階層化日本と教育危機―不平等再生産から意欲格差社会へ．有信堂高文社，2001
5) 山田昌弘：希望格差社会―「負け組」の絶望感が日本を引き裂く．筑摩書房，2004
6) Berkman LF, Kawachi I：Social Epidemiology. Oxford University Press, New York, 2000
7) トマ・ピケティ：21 世紀の資本．みすず書房，2014
8) 大竹文雄：日本の不平等―格差社会の幻想と未来．23, 38, 45, 日本経済新聞社，2005
9) 厚生労働省：平成 29 年版厚生労働白書．28, 図 1-3-1, 2017
10) Townsend P, Davidson N（eds）：The Black report. second edition. Penguin Books, London, 1992
11) Wilkinson RG, Marmot M（eds）：Social Determinants of Health；the solid facts. World Health Organization, Geneva, 1998〔高野健人，他（訳）：健康の社会的決定要因，WHO 健康都市研究協力センター，2002〕
12) 日本公衆衛生学会公衆衛生モニタリング・レポート委員会：経済変動期の自殺対策のあり方について．日本公衆衛生雑誌，57：415-418, 2010
13) 日本公衆衛生学会公衆衛生モニタリング・レポート委員会：高齢者における健康の社会格差．日本公衆衛生雑誌，58：564-568, 2011
14) 日本学術会議基礎医学委員会・健康・生活科学委員会合同パブリックヘルス科学分科会：わが国の健康の社会格差の現状理解とその改善に向けて．日本学術会議，2011
15) 厚生労働大臣：国民の健康の増進の総合的な推進を図るための基本的な方針．2012 http://www.mhlw.go.jp/bunya/kenkou/dl/kenkounippon21_01.pdf（2022 年 1 月 20 日確認）
16) Kondo K, Rosenberg M（eds）：Advancing universal health coverage through knowledge translation for healthy ageing；lessons learnt from the Japan Gerontological Evaluation

Study. Geneva, World Health Organization, 2018
17) 阿部彩：子どもの健康格差は存在するか：厚労省 21 世紀出生児パネル調査を使った分析．1-23, 国立社会保障・人口問題研究所，2011 http://www.ipss.go.jp/publication/j/DP/dp2010_J03.pdf（2022 年 1 月 20 日確認）
18) 近藤克則（編）：検証「健康格差社会」―介護予防に向けた社会疫学的大規模調査．医学書院，2007
19) 日本国際保健医療学会（編）：国際保健医療学，第 3 版．51, 杏林書院，2013
20) 松田亮三，平井寛，近藤克則，他：日本の高齢者―介護予防に向けた社会疫学的大規模調査，高齢者の保健行動と転倒歴―社会経済的地位との相関．公衆衛生，69：231-235, 2005
21) Robinson R：User charges for health care. Mossialos E, Dixon A, Figueras J, et al（eds）：Funding Health Care；Options for Europe. 161-183, Open University Press, 2002［エリアス・モシアロス，ジョセス・フィゲラス，アンナ・ディクソン，他（編著），一圓光彌（監訳）：医療財源論―ヨーロッパの選択．189-214, 光生館，2004］
22) 吉井清子，近藤克則，平井寛，他：日本の高齢者―介護予防に向けた社会疫学的大規模調査，高齢者の心身健康の社会経済格差と地域格差の実態．公衆衛生，69：145-148, 2005
23) Lorant V, Deliège D, Eaton W, et al：Socioeconomic inequalities in depression：a meta-analysis. Am J Epidemiol, 157（2）：98-112, 2003
24) Lemstra M, Neudorf C, D'Arcy C, et al：A systematic review of depressed mood and anxiety by SES in youth aged 10-15 years. Can J Public Health, 99（2）：125-129, 2008
25) Leng B, Jin Y, Li G, et al：Socioeconomic status and hypertension：a meta-analysis. J Hypertens, 33（2）：221-229, 2015
26) Wang S, Zhai H, Wei L, et al：Socioeconomic status predicts the risk of stroke death：A systematic review and meta-analysis. Prev Med Rep, 19：101124, 2020
27) Hanibuchi T, Kawachi I, Nakaya T, et al：Neighborhood built environment and physical activity of Japanese older adults：results from the Aichi Gerontological Evaluation Study（AGES）. BMC Public Health, 11：657, 2011
28) Yamaguchi M, Takahashi K, Hanazato M, et al：Comparison of Objective and Perceived Access to Food Stores Associated with Intake Frequencies of Vegetables/Fruits and Meat/Fish among Community-Dwelling Older Japanese. Int J Environ Res Public Health, 16（5）：772, 2019
29) Wilkinson RG：Social Cohesion and Social Conflict. In：Unhealthy Societies：the Afflictions of Inequality. 113-172. Routledge, London, 1996
30) Kawachi I, Kennedy BP：The Health of Nations；why inequality is harmful to your health. The New Press, New York, 2002［西信雄，高尾総司，中山健夫（監訳）：不平等が健康を損なう．169, 日本評論社，2004］
31) 近藤克則，西信雄，Kawachi I, 他：日本における「社会疫学」の到達点と課題．公衆衛生，69：209-215, 2005
32) Kawachi I, Kennedy BP：The relationship of income inequality to mortality；does the choice of indicator matter？ Soc Sci Med, 45：1121-1127, 1997
33) Kondo N, Sembajwe G, Kawachi I, et al：Income inequality, mortality, and self rated health：meta-analysis of multilevel studies. BMJ, 339：b4471, 2009
34) Himmelstein DU, Woolhandler S：Determined Action Needed on Social Determinants. Ann Intern Med, 168（8）：596-597, 2018
35) Commission on Social Determinants of Health：Closing the gap in a generation：Health equity through action on the social determinants of health. World Health Organization, 2008. https://apps.who.int/iris/bitstream/handle/10665/43943/9789241563703_eng.pdf?sequence=1（日本語訳 http://sdh.umin.jp/translated/2008_csdh.pdf）（2022 年 1 月 20 日確認）

36) 近藤克則：健康格差社会への処方箋．医学書院，2017

37) Yanagi N, Hata A, Kondo K, et al：Association between childhood socioeconomic status and fruit and vegetable intake among older Japanese：The JAGES 2010 study. Prev Med, 106：130-136, 2018.

38) Fujiwara T, Kondo K, Shirai K, et al：Associations of childhood socioeconomic status and adulthood height with functional limitations among Japanese older people：results from the JAGES 2010 Project. J Gerontol A Biol Sci Med Sci, 69：852-859, 2014

39) Tani Y, Fujiwara T, Kondo N, et al：Childhood Socioeconomic Status and Onset of Depression among Japanese Older Adults：the JAGES Prospective Cohort Study. Am J Geriatr Psychiatry, 24：717-726, 2016

40) Yamakita M, Kanamori S, Kondo N, et al：Correlates of Regular Participation in Sports Groups among Japanese Older Adults：JAGES Cross-Sectional Study. PLoS One, 10：e0141638, 2015

41) Hair NL, Hanson JL, Wolfe BL, et al：Association of Child Poverty, Brain Development, and Academic Achievement. JAMA Pediatr, 169（9）：822-829, 2015

42) ピーターソンC，マイヤーSF，セリグマンMEP（著），津田彰（訳）：学習性無力感―パーソナル・コントロールの時代をひらく理論．二瓶社，2000

43) 厚生労働省：平成30年若年者雇用実態調査の概況．17-18，2019

44) Frey B, Stutzer A：Happiness and economics. Princeton University Press, Princeton, 2002〔佐和隆光（監訳）：幸福の政治経済学．vii, 12, 105-134, 243, ダイヤモンド社，2005〕

45) World Health Organization（WHO）：Health Impact Assessment.

46) Kemm J, Parry J, Palmer S：Health Impact Assessment. Oxford University Press, Oxford, 2004

47) OECD. Stat.
https://stats.oecd.org/（2022年1月20日確認）

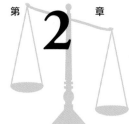

第2章 見直しを迫られる 健康・疾病観と保健・医療

　社会疫学によって再発見された健康格差社会とその背景にある健康の社会的決定要因は，その生成プロセスが社会のあり方に深く根ざしていること，それゆえに社会のあり方を問い直すことや総合的な対策を必要とすることを第1章では述べた。もう1つ，社会疫学による科学的な知見（エビデンス）によって見直しを迫られているのが，健康・疾病観や保健・医療のあり方である。

　初版（2005年）で，私は生活習慣病対策や介護予防について「今までの取り組みだけでは期待したほどにはうまくいかないことが明らかになり，戦略を見直すときがいずれ来る。私はそう予想している」と書いた（18頁）。その後，私が予想していた時期よりも早く，生活習慣病対策の見直し（2012年）や介護予防の見直し（2014年）がなされた。

　生物・医学（bio-medical）モデルだけではうまくいかず，生物・心理・社会（bio-psycho-social）モデルへ拡張する見直しがなぜなされたのか。第2章では，背景にある心理社会的（環境）要因の重要性，新しい方向としての「社会的処方」や「ゼロ次予防」などについて紹介する。

うまくいかなかった生活習慣病対策と介護予防

●行動変容は難しい

　生物・医学的な知見に基づけば，減塩食で血圧は下がる。しかし，生身の人間には，揺れ動く心や社会的な付き合い，まわりの環境から受ける影響がある。意志の力で生活習慣を変えて，長期間にわたりそれを維持する

ことは，いうほど簡単なことではない。

　エビデンスレベル（column 1-1，5 頁）が高いとされる無作為化対照比較研究（randomized controlled trial：RCT）で，減塩指導をはじめとする健康教育の効果を報告したものはある。しかし，意外なことに，それらを網羅的に集めた（個々の RCT よりもさらにエビデンスレベルが高い）システマティック・レビューやメタ分析（column 1-4，12 頁）では，健康教育の長期効果は否定されてしまったのだ（第 13 章）[1]。

　エビデンスを重視する英国では，このことから「有効だという根拠もなしに，健康教育に巨額が費やされている」というショッキングなレポートが出された[2]。それを報じる BBC が「無駄なキャンペーン（wasteful campaign）」という見出しを使ったほどである。

　なぜ従来の介入だけでは足りないのだろうか。行動変容のステージ理論によれば，たばこをやめるまでには 5 段階，すなわち「無関心期」「関心期」「準備期」「実行期」「維持期」がある。このうち禁煙に向けた働きかけが有効なのは「準備期」にある人で，それは喫煙者全体の 1〜2 割程度にとどまるという[3]。つまり，禁煙教室の効果を期待できる人はごく一部に過ぎず，しかもその人たちにおいてすら成功は 100% ではない。「知識がないから」「知らなかったから」健康に悪い生活習慣を続けていたという人はそれほど多くない。「わかっちゃいるけど，やめられない」人が多いのである。知識伝授型の健康教室だけでは，ほとんど無力である理由はここにある。

●「健康日本 21（第 1 次）」の限界

　厚生労働省は，2000 年から 10 年間にわたり，健康寿命の延伸を目指した健康づくり運動「健康日本 21（第 1 次）」に取り組んだ。その特徴は，生活習慣の改善を通じて生活習慣病の発症や重症化予防に取り組むとし，進捗管理のために数値目標を掲げたことであった。

　その結果，1 日の平均歩数など 59 目標のうち，達成できたのは 10 項目で，むしろ悪化した項目が 9 項目と，決して成功したとはいえないことが明らかになってしまった。例えば，策定時のベースラインである男性の1 日平均歩数の 8202 歩に対して，数値目標は 9200 歩以上とされたが，10

年後には 7243 歩に減ってしまったのだ。

　目標を達成できなかったことは残念だが，その原因を明らかにして，やり方を変える必要性があると関係者に共有されたことには，それ以上に意義があった。見直し後の「健康日本 21（第 2 次）」（2013 年）の基本的方向に「健康格差の縮小」が掲げられ，そのために「社会環境の整備」をすることが明示されたのだ。

●介護予防政策の限界

　増え続ける要介護高齢者の増加を食い止めようと，介護保険制度の改正によって 2006 年から介護予防が強化された。健診や郵送調査で，要介護認定を受ける手前の虚弱な高齢者を見つけ出し，介護予防教室に誘うという介護予防事業が全国で取り組まれた。

　しかし 9 年経っても介護予防教室の定員は埋まらなかった。なぜなら健診未受診者や郵送調査に回答しなかった人たちのなかに，より多くのハイリスク者がいて，そのような人たちは介護予防教室に参加しないからである。一方，参加した者でも，効果があるプログラムは一部にとどまり，効果があるプログラムでは参加前後で機能の改善がみられたものの，プログラム終了後しばらくすると再び機能は低下した。こうした限界が明らかとなり，2015 年から介護予防政策は見直されることになった[4]。

🌐 なぜうまくいかなかったのか

●予想以上に大きな社会環境要因による影響──遺伝子や意志では説明できない

　従来，疾患の原因は，遺伝子など生物・医学的な要因や，生活習慣にあるとみなされてきた。しかし，それらだけで，ほとんど説明できるものなのであろうか。

　例えば，日本に比べると米国では，極端に太っている人や，心筋梗塞や狭心症で死亡する人が多い。では，人種によって遺伝子が違うのだろうか。あるいは健康によい生活習慣を続ける意志の強い人が米国には少なく日本には多いのであろうか。それとも社会環境が違うことの影響が大きい

のであろうか。

◉**日本，ハワイ，カリフォルニアの日系人比較研究**

　この疑問に答えてくれる興味深い研究がある。日本国内に住む日本人と，ハワイ在住の日系人と，カリフォルニア在住の日系人とを比べた研究である[5]。日系人（1 世）なので，もとは遺伝子的にも文化的にもほぼ同じだったと考えられる。それにもかかわらず，心電図上で確実な心筋梗塞の数が 1000 人あたり 5.3 の日本に対し，カリフォルニアの日系人は 10.8 と約 2 倍だった（年齢調整済）。冠動脈疾患の可能性がある人を含めると，日本 25.4，ハワイ 34.7，カリフォルニア 44.6 となり，コレステロール値も同じ順に高くなっていた。

　この現象を遺伝子や健康によい生活習慣を続ける意志だけで説明しようとすれば，おかしなことになる。海外に移住したくなる遺伝子があって，それが冠動脈疾患を起こしやすい遺伝子と関連しているとか，海外に移住する人は健康によい生活習慣を守る意志が弱いなどという仮説を立てなければならない。やはり，人間の健康には社会環境が少なからず影響しているのだ。

　米国のマクドナルドに行って日本と比べると，違いを実感できる。同じマクドナルドなのに，米国のハンバーガーは日本より大きく，コーラの S サイズは日本の L サイズくらいある。

◉**日本でも急増する肥満**

　もう 1 例挙げれば，先進国では肥満が急増し，日本でもすでに 30～60 歳代男性の 3～4 割が肥満となっている。これもわずか 20 年ほどの間に起きたことである。厚生労働省「平成 10 年国民栄養調査結果の概要」（2010 年）によれば，肥満者〔BMI（body mass index）25 以上〕の割合は，1979～1998 年の 20 年間に 20 代で 9.2% から 19.0% へ，30 代で 16.3% から 30.6% へと倍増した。

　20 年間にこれほど多くの日本人の遺伝子が変化したとは考えられない。また，健康によい生活習慣について知らない人が増えたとか，健康に無関心な人が増えたとか，意志薄弱な人が増えたなどとも考えにくい。

　日本でも肥満者が増えた原因として，外食する人が増えていること，飲食店のメニューや商品のボリュームの変化などによる影響を考えるべきな

のは明らかである。

●社会階層の影響

　教育歴や所得，職業などで表される社会階層と，健康や疾患との関連も，一般に思われている以上に強い。心臓病，がん，外傷，アルコール，自殺なども，社会階層が低い層で多いことがわかっている（第4章）。

　以前は，その理由として，病気がちという状態が先にあって，そのために大学進学を断念したりよい仕事に就けなかったりするせいで社会階層が低い「逆因果」ではないかと論議されたことがあった。しかし，それだけでは説明できないことが，今では確立している（第5章）。つまり健康問題は，社会階層の影響を受けている。

　介護（予防）政策の立案に必要なエビデンスを得ることを目的に筆者らが進めている JAGES（column 1-2，7頁）のデータでも，社会階層の影響がみてとれる。所得や教育年数の違いが，うつ（column 2-1）[6]，転倒（column 2-2，32頁）[7]や閉じこもり（column 2-3，33頁）[8]，データは示さないが歯・口腔・栄養状態[9]，趣味活動[10]，一人暮らし[11]，社会的サポートなどの人間関係[12]といった多くの要因と関連している。縦断研究でも，低い社会階層において不健康状態や疾患発症が多いことが多数報告されている[13]。

●健康の社会的決定要因と WHO 総会決議

　WHO は，このような健康の社会的決定要因（social determinants of health：SDH）に関する社会疫学的なエビデンスをふまえた「健康の社会的決定要因に関する委員会」最終報告書[14]をもとに，2009年に総会決議「健康の社会的決定要因に取り組む活動を通じた健康の不公平性の低減」[15]を挙げた。そのなかで，世界中の保健医療福祉の専門職や政策担当者に向けて，この問題に取り組むことを求めたのである。

column 2-1

社会階層別のうつ状態の分布

　日本では意外に報告が少なかったので検討した[*]。対象は，AGES プロジェクトデータ（column 1-2, 7 頁）の 3 万 2891 人である。

　うつの評価には，信頼性と妥当性が検証された自記式調査票 Geriatric Depression Scale（GDS）15 項目版を用いて，10 点以上をうつ状態とみなした。年齢区分は 65～69 歳，70～74 歳，75～79 歳，80 歳以上，教育年数は 6 年未満，6～9 年，10～12 年，13 年以上，所得は税込み世帯年収で，低所得群（200 万円未満），中所得群（200 万～400 万円），高所得群（400 万円以上）に分けた。教育年数と所得についての分析では，一般線形モデルを用いて年齢を調整した。

　男女とも，高齢なほど，教育年数が短いほど，所得が低いほど，うつ状態は多かった（すべて p＜0.001）。年齢区分による差よりも，社会階層による差のほうが大きい（**図**）。年齢と同様に，社会階層を考慮すべきことを示している。

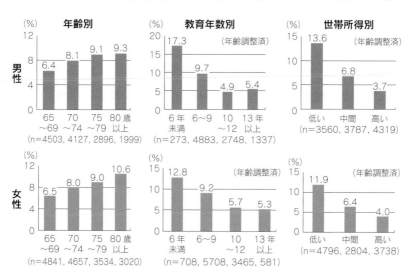

図　うつ状態（GDS が 10 以上）の分布

■文献

* 近藤克則，吉井清子，平井寛，他：SES（社会経済的地位）と抑うつ・主観的幸福感・主観的健康感；一般高齢者調査（2）．第 63 回日本公衆衛生学会抄録集．日本公衛誌，51：643，2004

column 2-2

お金持ちは転びにくい!?

　転倒歴がある者の割合を，等価所得別に分析した*。対象は，AGES プロジェクト（column 1-2，7 頁）データの 3 万 2891 人。**図**には男性のデータを示した。図示しなかった女性においても，400 万円以上の 32.0% に対し，200 万未満では 37.5% になる。男女どちらとも，低所得者ほど，転倒歴がある者が有意に多い。

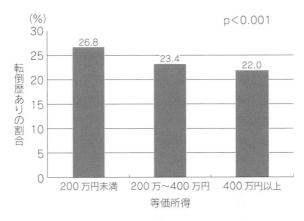

図　等価所得別「転倒歴あり」高齢者の割合（年齢調整済，男性）
転倒歴：1 年以内に 1 回以上の転倒の経験ありと答えた者
等価所得：年間世帯収入を世帯構成人数の平方根で除して算出

■文献
* 松田亮三，平井寛，近藤克則，他：日本の高齢者―介護予防に向けた社会疫学的大規模調査，高齢者の保健行動と転倒歴．公衆衛生，69：231-235，2005

column　2-3

社会階層が低い人ほど「閉じこもり」が多い

　AGESプロジェクト（column 1-2，7頁）データの3万2891人を対象に，所得と「閉じこもり」の関係を分析した[*]。いくつか設定した「閉じこもり」の定義のうち，厚生労働省が用いている「外出頻度が週1回未満の者」の男性における割合を，等価所得別・教育年数別に示した（**図**）。これをみると，低所得層と低学歴（教育年数が短い）層に，「閉じこもり」高齢者が多いことがわかる。

　図示しなかった女性でも，教育年数13年以上の人では3.5%であったのに対し，6年未満の人では9.4%と高かった（$p < 0.001$）。

等価所得別（年齢調整済，男性）

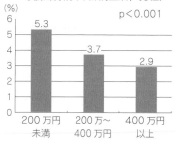

教育年数別（年齢調整済，男性）

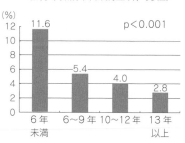

図　等価所得別・教育年数別の男性高齢者の「閉じこもり」割合

閉じこもり：外出頻度が週1回未満の者
等価所得：年間世帯収入を世帯構成人数の平方根で除して算出

■文献
* 平井寛，近藤克則，市田行信，他：日本の高齢者─介護予防に向けた社会疫学的大規模調査，高齢者の「閉じこもり」．公衆衛生，69：485-489，2005

なぜ個人への介入だけではうまくいかないのか

　従来の生物・医学モデルでは，生活習慣が悪いから病気になると考えられていた。最後のプロセスだけをみれば，その通りである。しかし，「原因の原因」にまで視野を広げて，生物・心理・社会モデルでみれば，生活習慣の背景にある複雑なプロセスがみえてくる（図2-1）。

　知識があっても生活習慣を改善できない生き抜く力（第8章）の弱さ

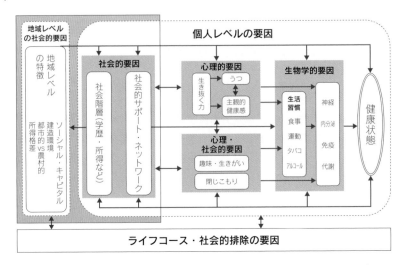

図2-1　健康の生物・心理・社会モデル──社会的要因が健康に影響するプロセス

やうつなどの「心理的要因」，閉じこもりなどの「心理・社会的要因」，それらに影響する社会階層などの「個人レベルの社会的要因」，そして所得格差などの「地域レベルの社会的要因」である。

　これらの根底（図2-1の下側）には，第1章で紹介したようなライフコースと社会的排除の要因があり，その影響が高齢期にまで影響しているのは驚きである。とりわけ50年近くも前に受けた教育年数の差が，その後の数十年に及ぶ人生経験にいろいろな違いをもたらし（column 1-3，10頁，column 2-1，31頁，column 2-3，33頁），その累積効果によって高齢期に至っても「生き抜く力」を介して生活習慣に影響しているのだろう。いわば，社会階層は人生に染みこんでいるのである。

　格差が大きい社会とは，底辺から脱出できる可能性が低い社会である。社会的に厳しい環境に置かれている人たちほど，努力や成果を評価される機会は少なく，蔑まれたり，みじめな状況を経験したりすることは多い。だから慢性的な心理的・社会的なストレスは，社会的底辺層ほど大きい。

　そのストレスに耐えきれなくなったとき，それが外に向かって爆発すれば暴力や犯罪となる。内に向かえば，自分を責めて望みを失い「生きていたいとは思わない」「放っておいてくれ」「死にたい」などと口にするよう

になる。このような状態に至ってしまった人に，保健師が訪問し「閉じこもりは健康によくありません。外に出ましょう」などといくら熱心に指導をしたとしても，果たしてどれほど多くの人が心を開き，希望を取り戻してくれるのであろうか？

　このような「社会的排除の結果としての不健康」は，見落とされたり無視されたりしてきた。しかし，間違いなく存在している。生物・医学モデルに基づき個人に介入したとしても，期待したほど成果が上がらない理由は，この社会的排除のプロセスにより生み出される不健康が，一般に思われている以上に多いからである。

　繰り返して言おう。うつ（図 1-4，11 頁）や要介護者（図 3-3，47 頁）のデータで例示するように，不健康な人は，社会階層の低位層で上位層の 5 倍も多いのである。

🌐 どのように取り組めばよいか

　以上のことをふまえると，生物・医学モデルに基づく個人への介入や健康自己責任論の狭さと，それによる限界がみえてくる。健康や疾患のとらえ方を生物・心理・社会モデルに拡張することが必要である。そのことは，目の前の一人を対象とする臨床レベルでも，社会環境への介入などを含む社会医学・政策レベルにおいてもいえる。以下，それぞれのレベルにおける取り組みについて述べる。

●臨床レベル
◉心理・社会的要因に気づけるか

　従来の生物・医学モデルが重視していなかったものに，人の心理や認知・行動のメカニズムがある。例えば「わかっちゃいるけど……」と心の中でつぶやきながら，ついたばこや甘いものに手が出てしまうようなプロセスである。

　一方で，多くの誘惑やストレスに耐えて自己実現していく自己効力感や首尾一貫感覚（sense of coherence：SOC）などの，「生き抜く力」（第 8 章）のメカニズムがある。これは，資源を見出し活用できる力と言い換え

ることもできる。

　保健師に話を聞いてみると，健診や健康教室には，健康意識の高い（ハイリスク者ではない）元気な高齢者が繰り返し参加していることが珍しくないという。ぜひ参加して欲しい健康課題を抱えているハイリスク者ほど，健診や健康教室には参加してくれない。

　健診未受診者は，教育年数 13 年以上の男性で 14.5% に対し，6 年未満では 34.6% と 2.4 倍も多い（column 1-3，10 頁）。そして，不健康な人は，教育年数の短い層に多い。つまり，健診でスクリーニングをしてハイリスクの人を掘り起こしているつもりでも，ハイリスクの人は健診を受診しない人のなかにより多くいるのだ。ハイリスク者が健診を受診しない理由の 1 つはうつであり [16)]，さらにその背景には生活に追われていたり孤立していたりといった社会的な要因がある。

　元気な人はますます元気になりやすく，そうでない人たちはせっかくの資源を利用できない（あるいは利用しない）ためにますます不健康になりやすい。このような健康格差が拡大してしまう背景にある心理・社会的な要因に気づき，ストレス対処能力を育て，外部の社会資源を活用して，ストレスに満ちた境遇のなかでも「生き抜く力」を引き出す支援ができる専門職が求められている。

◉社会的処方──社会的サポート・ネットワーク

　果たして，そんなことができるのだろうか。認知症高齢者 A さんの事例で考えてみよう。

　夫の死後，A さんは外出をせず，閉じこもりがちとなった。そろそろ一人暮らしは心配なので介護保険を利用したいということで，遠方に住む家族から相談があった。A さんは軽度認知症で要介護認定で受けられることが確認され，ホームヘルパーが入ることになった。A さんは一人では十分に炊事ができず，遠方に住む家族が買い置きしたものを食べていたが，食欲がなく，栄養状態もよくなかった。ヘルパーは，A さんの食べたいものを聞き出し，それをつくってみたが，それでも残してしまうことがあった。

　A さんを生物・医学モデルに基づいてヘルスアセスメントをすれば低栄養状態である。しかし，低栄養対策として，食生活改善教室を開いて

「健康に悪いからしっかり食べましょう」と指導しても，改善は難しかっ
たであろう。そもそも A さんのような人は健康教室には来てくれない。
A さんをみて，夫と死別した後の閉じこもりや社会的孤立，うつなど，
心理・社会的な要因に目を向けられる専門職が必要である。

　A さんの場合は，担当ケアマネジャーが「このままでは閉じこもりを
助長してしまう」とケアプランを見直したことがきっかけで，状況は大き
く改善した。ヘルパーが A さんを一緒に買い物に連れ出すようにしたの
である。すると，店頭に並んでいる旬のものをみて「あれが食べたい」と
指さし，実際にそれを食べるようになった。

　それ以上に効果があったのは，店で昔からの友人と出会ったことであ
る。友人は「しばらく A さんの姿をみなかったから，てっきり遠方の家
族のところにでも引き取られたのかと思っていた」という。この出会いが
きっかけで，顔なじみの人たちが，A さんの家に訪ねてきてくれるよう
になった。友人からの差し入れをつまみながら，話に花を咲かせる機会が
増えて，A さんの笑顔も増えた。春になれば花見にも誘われるなど，社
会生活が広がるにつれて食欲も回復し，見違えるように元気になったとい
う。

　A さんの事例は，心理・社会的側面にも目を向けて，「閉じこもり」の
状態から外出機会や人間関係（社会関係）を取り戻すことで心が元気にな
り，その結果として栄養状態まで改善しうることを教えてくれる。

　第 9 章で詳しく述べるように，人間関係という社会的ネットワークや
そこでやりとりされる社会的サポートの豊かさは，人間の寿命の予測因子
である。社会的に孤立し，社会的ネットワークやサポートが欠如している
人ほど，死亡率が高く，その影響はたばこ 1 日 15 本に相当するという[17]。
そんな社会疫学の知見に基づいて，社会関係や居場所を処方する，それが
「社会的処方」[18] である。

●社会医学・政策レベル：社会環境への介入

　不健康の原因に心理・社会的要因が占める部分は小さくない。そのこと
が，生物・医学モデルによる介入が期待したほどの効果を上げない理由で
ある。だとすれば，それに代わるべき新しい戦略は，心理・社会的な要因

に介入することである。そのなかには，臨床レベルの社会的処方だけでな
く，人口集団（ポピュレーション）や社会への介入も含まれる（第11〜
16章）。

◉ポピュレーション・ストラテジー

　予防医学の戦略には，ハイリスク・ストラテジーと，ポピュレーショ
ン・ストラテジーの2つがある[19]。前者は，リスク要因をもつハイリスク
者を対象にする戦略であり，後者は，人口集団全体を対象にする戦略であ
る。この両者を統合しなければ，本当の予防にはつながらない（第13
章）。

　一例を示そう。図2-2は，1年間に新たに要介護状態になった者を対象
に，観察開始時の介護予防のリスク要因の数をみたものである。実に，そ
の約半数は，1年前にはリスクが1つもなかった者であった（column
2-4）。

　つまり，ハイリスク・ストラテジーだけでは，これらの半数の人はまっ
たく介護予防施策の対象外となってしまう。リスク要因をもたない高齢者
をも対象とし，例えば外出や歩行量が増えて全体の健康度が高まるような
ポピュレーション・ストラテジーが必要なのである。

◉ヘルスプロモーションとゼロ次予防

　日本では，ヘルスプロモーションを健康教育などのことだと狭くとらえ
るような誤解がしばしばみられる。しかし，「すべての人に健康を
（Health for All）」というスローガンを掲げ，ヘルスプロモーションを定

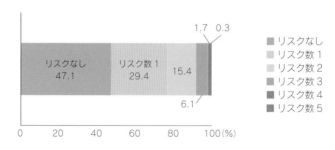

図2-2　新規要介護認定者の1年前のリスクの数（n＝344）
AGESプロジェクトのデータの一部（未公表データ）を用いた分析結果。

column　2-4

要介護者の半数は，リスクがない状態から発生している

　1 年間に新たに要介護状態になった者 344 人を対象に，観察開始時の介護予防のリスク（危険）要因の数を分析した。介護予防リスクは，厚生労働省の示しているものを参考に，「うつ」（GDS 15 項目版で 10 点以上のうつ状態），「閉じこもり」（外出が週 1 回未満），「転倒」（過去 1 年間に転倒経験複数回あり），「口腔機能低下」（あまり噛めないので食べるものが限られる），「低栄養」（BMI＜18.5）の 5 つとした。
　観察開始時のこれらのリスク要因の数を示したのが図 2-2（38 頁）である。リスクが 1 つもなかった「リスクなし」の者が約半数を占めている。つまり，5 つの介護予防リスクを持つ者を対象にしたハイリスク・ストラテジーだけでは，約半数の要介護者の新規発生予防に対して無策となることを意味している。

　義したオタワ憲章（1986 年）[20] では，「健康のための基本的な条件と資源は，平和，住居，教育，食物，収入，安定した生態系，生存のための諸資源，社会正義と公正である」と，とても広くとらえている。
　図 1-6（16 頁）や図 2-1（34 頁）のような健康の生成プロセスをふまえると，健康に影響を及ぼしうる政策には，健康・保健政策や医療政策だけでなく，食品政策（加工食品への塩分添加量の規制やカロリー表示の義務づけなど），労働政策（長時間労働の規制強化），教育政策（学習機会の拡充），都市計画・コミュニティ政策，所得保障政策（制度の拡充による経済的不安の軽減），税制（相続税や累進制の強化による再分配機能の強化）などもある。これらを総動員する取り組みが必要となる（第 15・16 章）[21]。
　また，図 1-6 や図 2-1 の右から左へ「原因の原因」を遡り，「原因をもたらす背景要因へのアプローチ」をするのが「ゼロ次予防」（primordial prevention）[22] である。言い換えれば「暮らしているだけで健康になる社会づくり」を目指す取り組みである。

🌐 第2章のまとめ

　健康と社会的な要因との関連の強さや広がりが示されたとしても，その要因への介入が解決策として必ず有効だという保証はない[23]。人生や生活にその要因が染み込んだ程度が強ければ強いほど，介入によって変わる可能性は低くなる。しかし，保健医療福祉の専門職は，多少ともよさそうな対策を試み，その効果を検証しながら，より有効な方法を見出してきた。

　政策もエビデンスに基づくべきだという点に合意できるのであれば，生物・医学モデルに基づく研究のみでなく，生物・心理・社会モデルに基づく社会疫学分野の研究を，今後さらに進める必要がある。そこでは，社会や環境が健康に影響するプロセスの解明だけでなく，その知見に基づく介入策の開発と評価が研究課題となる（第14～17章）。

　従来の健康教育を軸とするハイリスク・ストラテジーは，慣れ親しんだ生活習慣を捨て去ること，我慢すること，それらに耐えることを人々に求めた。これは多くの人にとってつらいものであり，少なくとも短期的にはQOL（生活の質）を下げる面があった。しかも，数十年にわたり世界中でハイリスク・ストラテジーに取り組まれ評価された結果，長期的な効果には限界があることが明らかになってきた。

　一方，社会疫学の知見と理論に基づく政策は，例えば雇用機会を増やしてワークシェアリングによって長時間労働を減らしたり，教育機会や人々が集まれる機会を増やして社会参加を容易にしたりするものである。このような社会的排除を減らす政策は，少なくともエビデンスがない健康教育と同じ程度には検討に値する。なぜなら，仮に健康へのインパクトがさほどみられないとしても，多くの人々のQOLあるいはwell-being（幸福）を確実に高める効果があるからである。これらの長期的なwell-beingへの効果を検証することが，これからの社会疫学の課題である。

■文献
1) Ebrahim S, Taylor F, Ward K, et al：Multiple risk factor interventions for primary prevention of coronary heart disease. Cochrane Database Syst Rev,（1）：CD001561, 2011
2) Wanless D：Securing our future health；taking a long-term view, Final Report. HM Treasury, 2004

3) Prochaska JO, DiClemente CC, Norcross JC：In search of how people change. Applications to addictive behaviors. Am Psychol, 47：1102-1114, 1992

4) 近藤克則：医療・福祉マネジメント―福祉社会開発に向けて，第 3 版．187-202，ミネルヴァ書房，2017

5) Marmot MG, Syme SL, Kagan A, et al：Epidemiologic studies of coronary heart disease and stroke in Japanese men living in Japan, Hawaii and California；prevalence of coronary and hypertensive heart disease and associated risk factors. Am J Epidemiol, 102：514-525, 1975

6) 近藤克則，吉井清子，平井寛，他：SES（社会経済的地位）と抑うつ・主観的幸福感・主観的健康感；一般高齢者調査（2）．第 63 回日本公衆衛生学会抄録集．日本公衛誌，51：643，2004

7) 松田亮三，平井寛，近藤克則，他：日本の高齢者―介護予防に向けた社会疫学的大規模調査，高齢者の保健行動と転倒歴．公衆衛生，69：231-235，2005

8) 平井寛，近藤克則，市田行信，他：日本の高齢者―介護予防に向けた社会疫学的大規模調査，高齢者の「閉じこもり」．公衆衛生，69：485-489，2005

9) 中出美代，平井寛，近藤克則，他：日本の高齢者―介護予防に向けた社会疫学的大規模調査．高齢者の歯・口腔・栄養状態―社会経済的格差と地域格差の実態．公衆衛生，69：313-317，2005

10) 竹田徳則，近藤克則，平井寛，他：日本の高齢者―介護予防に向けた社会疫学的大規模調査．地域在住高齢者の趣味活動と社会経済的地位．公衆衛生，69：406-410，2005

11) 末盛慶，近藤克則，遠藤秀紀，他：日本の高齢者―介護予防に向けた社会疫学的大規模調査．高齢者の健康と家族との関連性―世帯構成・婚姻状態・夫婦関係満足感．公衆衛生，69：583-587，2005

12) 斎藤嘉孝，近藤克則，吉井清子，他：日本の高齢者―介護予防に向けた社会疫学的大規模調査．高齢者の健康とソーシャルサポート―受領サポートと提供サポート．公衆衛生，69：661-665，2005

13) Kondo K（ed）：Social Determinants of Health in Non-communicable Diseases―Case Studies from Japan. Springer, Singapore, 2020

14) Commission on Social Determinants of Health：Closing the gap in a generation：Health equity through action on the social determinants of health. World Health Organization, 2008

15) World Health Organization：Resolutions WHA62.14 Reducing health inequities through action on the social determinants of health. Geneva：World Health Organization, 2009

16) 平松誠，近藤克則，平井寛：介護予防施策の対象者が健診を受診しない背景要因―社会経済的因子に着目して．厚生の指標，56（3）：1-8，2009

17) Holt-Lunstad J, Smith TB, Layton JB：Social relationships and mortality risk：a meta-analytic review. PLoS medicine, 7（7）：e1000316, 2010

18) オレンジクロス：社会的処方白書．一般財団法人オレンジクロス，2021

19) Rose G：The Strategy of Preventive Medicine 20, 30. Oxford University Press, Oxford, 1992〔曽田研二，田中平三（監訳）：予防医学のストラテジー―生活習慣病対策と健康増進．医学書院，1998〕

20) WHO Regional Office for Europe：Ottawa Charter for Health Promotion. WHO Regional Office for Europe, 1986〔島内憲夫（訳）：21 世紀の健康戦略 2．ヘルスプロモーション，垣内出版，1990〕

21) 近藤克則：健康格差社会への処方箋．医学書院，2017

22) Bonita R, Beaglehole R, Kjellstrom T, World Health Organization：Basic epidemiology, 2nd edition. World Health Organization, 2006〔木原雅子，木原正博（監訳）：WHO の標準疫学．三煌社，2008〕

23) Macintyre S：Evidence based policy making. BMJ, 326：5-6, 2003

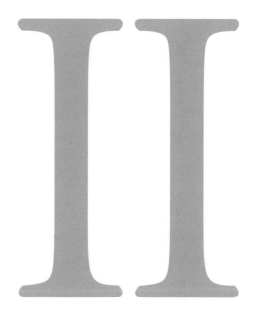

II

生物・心理・社会
（bio-psycho-social）モデルと
社会疫学

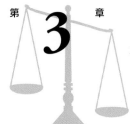

生物・医学モデルを超えて

パラダイムとは何か

　人々の健康をとらえるパラダイムあるいはモデルを，生物・医学（bio-medical）モデルから，生物・心理・社会（bio-psycho-social）モデルへと転換することが求められている。本書の目的は，生物・心理・社会モデルに基づき，健康と社会の関係についての理論を，その手がかりとなる科学的根拠とともに示すことにある。

パラダイムあるいはモデルとは何か

　ここでいうパラダイムやモデルとは，物事をとらえる枠組みや本質を単純化して示したもののことである。それを科学的に実証する根拠が乏しい段階では，仮説あるいは理論仮説と呼ばれることもある。

　人は，物事を観察したり働きかけたりするとき，無意識にその人がもっているパラダイムやモデルを使っている。そして，使っているパラダイムやモデルに合わない事実には気づかないか，あるいは見えていても認識できず見落としたり無視したりしてしまう。つまりパラダイムやモデルは，とても大切なものである。

　例を2つ挙げよう。

　あなたはレストランの窓際に座り，道行く人を眺めている。遠くから着飾った3人連れの女性が歩いてくる。そのなかに，高校時代の同級生の顔をみつけ，「Aさんだ」と心のなかでつぶやく。3人組が角を曲がって遠ざかっていく姿を見送りながら，高校時代からは想像できないほど輝いていた彼女の顔や姿を思い起こせる。では，そのときにAさんと一緒に

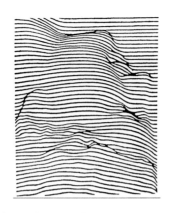

図 3-1　この中に何を見いだすか？
〔中川米造氏提供，田原孝，他（著）：医学概論．67，日本福祉大学，2004〕

歩いていた（見たことのない）他の 2 人の顔を思い出せるであろうか。A さんのことは高校時代の姿しか知らない。しかも見違えるほど変わっていたのに A さんを思い起こせるのは，あなたのなかに認識のもとになる A さんのモデルが残っていたからである。一方，見たことのない 2 人については，元になるモデルがないために，十分認識できないのである。

　もう 1 つの例として，図 3-1 を見てほしい。白と黒の線で何かが描かれている。これは何の絵であろうか？　わからない人は上下をひっくり返してみてほしい。そこにはビーナスの横顔が見えるであろう。いったんそのことに気づくと，今度は上下左右どの向きから見ても，ビーナスの横顔が見えるはずである。

　パラダイムやモデルがないまま，ある事実やデータをみても，それがもつ意味に気づかない，印象に残らない，だから考え方も行動も変わらない。しかし，いったんあるパラダイムやモデルをもてば，少し外見上の容姿や向きが変わっていても，それが同じもの（あるいは似ているもの）と気づくことができる。また，いったん新しいパラダイムやモデルを手に入れてしまえば，今度は日常接する事実や情報のなかから，新しいパラダイムに沿う意味や戦略に気づくようになるのである。

従来型の介護予防モデル

　もう1つ，健康に関わる例である。約700万人となった要介護高齢者をめぐる問題は，公衆衛生の新しい課題である。要介護者の発生や重度化を予防する介護予防のためには，何をすればよいのだろうか。それを考えるときに，要介護状態になる原因や危険因子をとらえるパラダイムやモデルが問われてくる。

　重度要介護高齢者の原因疾患として多いのは脳卒中であり，その危険因子として知られているのは高血圧である。そのため，全国で行われている健康教室などでは，高血圧を予防するための減塩指導や，喫煙・アルコールの大量摂取を避けることが熱心に指導されているであろう。これらは，要介護状態を個人の生活習慣病の結果としてとらえるモデル（図3-2の■部分）に基づく取り組みである。脳卒中を防ぐために有効と思われる生

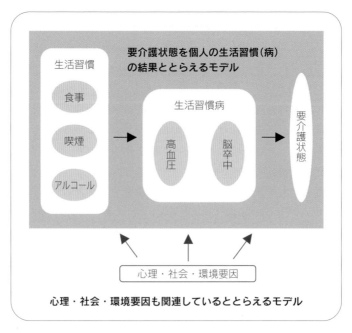

図3-2　2つの介護予防モデル

活習慣として，食事や喫煙・アルコールなどの生活習慣に着目し，個人に介入しようとしているからである。

しかし，要介護状態をもたらすのは，個人の生活習慣（病）だけではない。心理・社会・物質的な環境要因も強く関連している。

心理・社会・環境要因によるモデル
要介護高齢者は低所得者に多い

図 3-2 の下側に示した心理・社会・環境要因も関連しているととらえて分析すると，別のことがみえてくる。データを示そう。ある自治体（人口約 4 万人）の全高齢者 5124 人を対象に，要介護（要支援＋要介護）高齢者の割合と所得階層の関係を分析した研究結果[1]を図 3-3 に示す。

対象には施設入所者も含み，自治体職員が全高齢者に面接し，介護保険の要介護認定モデル事業により要介護状態を判定した。所得データは，税務データ「給与所得控除後の総所得（年収）」である。それを，0 万円（夫婦で公的年金のみの場合で約 175 万円まで），100 万円未満，200 万円未満，200 万円以上の 4 群に分けた。その結果，要介護高齢者は，最高所得層では 3.7% であった。それに対し，最低所得層では 17.2% と，実に 5

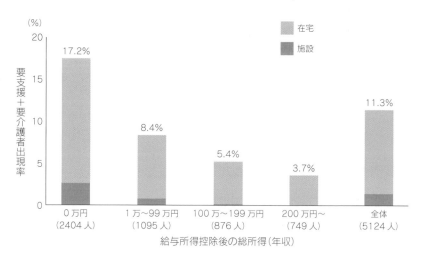

図 3-3　所得階層別の要介護者割合

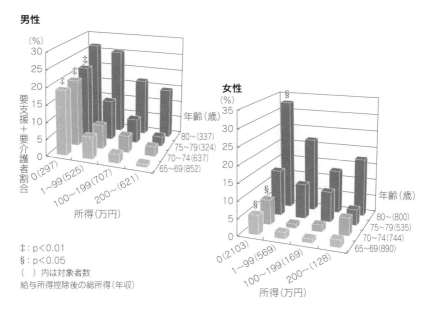

‡：p＜0.01
§：p＜0.05
（　）内は対象者数
給与所得控除後の総所得（年収）

図 3-4　所得と年齢別の要介護者割合

倍も多くみられたのである。

　しかし，低所得層ほど，年金額が少ない女性や，より高齢な者が多いことが影響しているのかもしれない。そこで，性別で分け，年齢群別に分けた所得階層別の要介護者割合[2]を図 3-4 に示した。男女とも，すべての年齢において，最低所得者層の要介護者の割合が最も多い。つまり，「社会的要因も要介護状態に影響している」というモデルに基づき分析してみると，そのような関係がみえてくるのである。

🌐 健康や疾患をどうとらえるか

● 生物・医学モデルと無作為化対照比較研究

　従来型の生物・医学モデルでは，人間，そしてその健康・疾患という複雑なものを（自然）科学的にとらえようとして，（客観的な）疾患と同時に（主観的な）病をもつ人を社会や生活環境から切り離し，生物としての

側面，客観的側面を中心に扱ってきた。

　そこでは自然科学的な見方と方法論に磨きをかけた結果，心理的・社会的側面は，医学の主効果を分析するうえで（悪）影響を与えるので，研究上は排除あるいはコントロールすべきとみなされてきた。

　例えば，プラセーボ（偽薬）を飲ませた対照群と，新薬を飲ませた実験群とを無作為に振り分けて比較する無作為化対照比較研究（RCT：column 1-1，5 頁参照）は，なぜ開発されたのであろうか。

　それは，信頼する医師から「新しく開発された，とてもよい鎮痛剤です」と説明されながら渡されると，それがたとえ薬理作用の全くない偽薬だとしても「おかげさまで頭痛が治りました」と感じてしまう「プラセーボ効果」がみられる人が，実に 2〜4 割もいるからである。だから偽薬を（そうと知らずに）飲まされる対照群が，薬の効果を科学的に実証するために必要となったのである。

　また，心や感情の影響を受けてしまうのは，立場の弱い，あるいは素人である患者だけではないこともわかってきた。新薬に期待をかける立場におかれた医師（評価者）も，無意識のうちに新薬を使った実験群に対する評価が甘くなるのである。このような主観を避けるため，二重盲検法——被験者（患者）も評価者（医師）のどちらも（二重に），その被験者が対照群なのか実験群なのかわからない状態にして効果判定をする（盲検）——という研究方法まで開発されてきた。

●生物・医学モデル——臨床現場での適応限界

　大変切れ味のよい生物・医学モデルや強力な研究方法論のおかげで，医学は大きく進歩した。しかし，「強力であること」は，「限界がないこと」ではない。人間を生活や社会，環境から切り離した状態で，その生物学的特徴を細かく解明しても，それですべての疾患の成り立ちを説明したり，克服したり，不老長寿を実現したりすることはできない。

　例えば，米国では 1986〜2000 年までの 15 年間に，BMI（body mass index；正常は 22，日本肥満学会の基準では 25 以上が肥満）が 30 以上という高度肥満ですら，1 割から 2 割に倍増している[3]。これほど短期間の変化は，遺伝子の変異では説明できない。食文化や，歩かないこと，慢性

ストレスに満ちた生活など，生活スタイルや環境の変化が大きな要因であろう。

　また，外来受診時に診察室で測定する血圧は，多くの場合，家庭での血圧よりも高い。わが国で進められている3000例以上の家庭血圧の大規模調査（J-HOME）の知見によると，朝の家庭収縮期血圧と外来収縮期血圧の相関係数は0.4と低い。しかも，死亡率の予測力は，通常の血圧測定よりも，家庭における自己血圧測定のほうが大きいことがわかってきている[4]。つまり，患者を普段の生活から切り離した血圧よりも，家庭内の普段の血圧のほうがあてになるのである。

　さらに，健康に関わる不安や葛藤を感じるのは人の心であって，遺伝子ではない。生活習慣を変えるように指導されても「わかっちゃいるけど……」と心のなかでつぶやくのは人間である。

　冠動脈疾患の危険因子をもつ人を対象に，食習慣，喫煙，運動習慣などの健康行動を変えようとした介入研究（すべてRCT）18論文を集めてシステマティック・レビューをすると，血圧で3〜4mmHg，喫煙率で4.2%など，わずかに減少していた。しかし，有意な死亡率の減少まではみられていない[5]。その一例として1万2866人を対象とした大規模なRCTの数字をみると，7年間追跡した結果，冠動脈疾患による死亡は，通常の治療を受けた群に比べ7.1%減少していたものの，有意な差ではなかった[6]。従来の個人レベルへの介入だけでは，不十分だったのである。

●生物・心理・社会モデル

　従来の生物・医学モデルのパラダイムに囚われた人のなかには，人間の心や社会的な側面を煩わしいものととらえ，「それは医学の仕事ではない」と口にする人すらいる。

　これからも生物科学が重要なのは間違いない。しかし，人を相手にする医療の世界で，これ以上，生物・医学モデル「偏重」が進み，人の心理や，社会・環境要因が軽視されてよいのだろうか？　考えてみれば，名医とは，患者との信頼関係を上手に築き，それが望ましい臨床場面とみれば，プラセーボ効果を最大限に利用できる医師のことである。

　また，世界で最先端の医学をもつと多くの人が思っている米国の平均寿

命は，先進国のなかでは短いほうで，2014年から3年連続で短縮した。医学が進歩すれば健康がよくなるはずならば，なぜ短くなったのか。それを受けて米国内科学会も「社会的な要因に取り組む」という立場を表明した[7]。

　今後いっそう生物科学が進歩することが確実なので，生物的側面を内包する，より大きな枠組みの健康観が求められている。本書を通じて「人間は，喜びや悩みなど感情・心をもつ社会的存在でもある」ととらえる生物・心理・社会モデル[8]と，（心理・社会・物質的）環境要因を重視する"New Public Health"[9-12]の重要性を考えたい。

　人間を多面的にとらえる生物・心理・社会モデルという言葉は，1980年前後には使われ始めた。Engel[8]はモデルを提示し，事例検討を通じ，研究や臨床への示唆を述べた。それからすでに40年あまりが経過した。その間に，心や社会と人の健康との関連について，膨大な実証研究がなされてきた。

　「健康の社会的決定要因（social determinants of health：SDH）[13, 14]の重要性について，Wilkinson（ウィルキンソン）[13, 15, 16]，Marmot（マーモット）[14, 17]，Kawachi[18-22]などが，魅力的な著作で紹介した。それが「社会疫学（social epidemiology）」[23]の名のもとに，新しい科学分野として確立された。彼らの著作で引用されている実証研究や理論を手がかりに，それらを筆者なりにとらえ直し，図3-5の上に向かう「もう1つのフロンティア」があると示すこと，それが本書の目標である。

2つのフロンティア──見えない世界の「見える化」

　医学の世界では，分子生物学の進歩は著しく，新しい地平・フロンティアを切り拓いている。公衆衛生学や疫学の領域でも，一人ひとりのヘルスアセスメントの重視や，遺伝疫学など，（服をつくるようにその人に合わせた）テーラーメイドの考え方が導入され，技術的にも進歩が著しい。

　分子生物学などが生物・医学研究のフロンティアであることは確かである。しかし本書では，これらとは別の意味で新しい「もう1つのフロンティア」を取り上げる。

　2つのフロンティアの違いを確認しておこう。

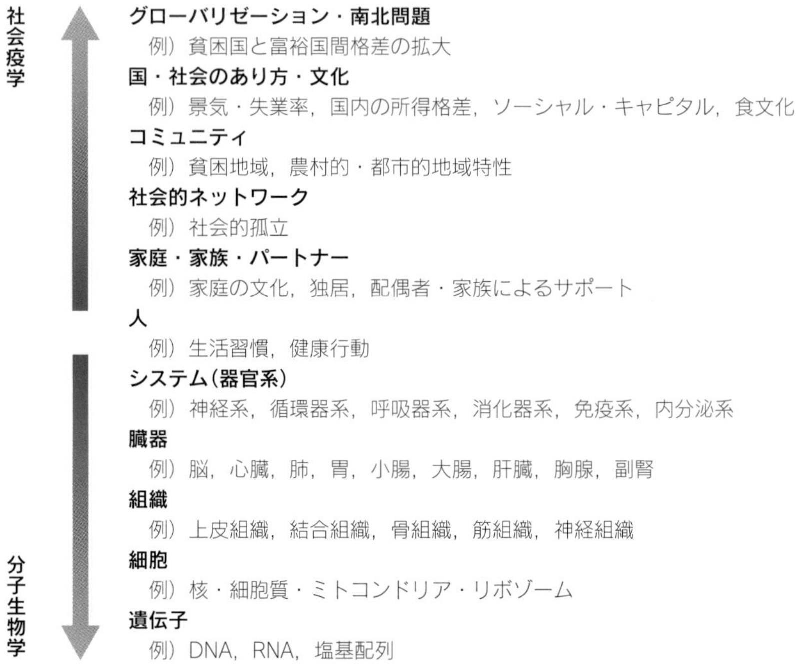

社会疫学
↑

グローバリゼーション・南北問題
　例）貧困国と富裕国間格差の拡大
国・社会のあり方・文化
　例）景気・失業率，国内の所得格差，ソーシャル・キャピタル，食文化
コミュニティ
　例）貧困地域，農村的・都市的地域特性
社会的ネットワーク
　例）社会的孤立
家庭・家族・パートナー
　例）家庭の文化，独居，配偶者・家族によるサポート
人
　例）生活習慣，健康行動
システム（器官系）
　例）神経系，循環器系，呼吸器系，消化器系，免疫系，内分泌系
臓器
　例）脳，心臓，肺，胃，小腸，大腸，肝臓，胸腺，副腎
組織
　例）上皮組織，結合組織，骨組織，筋組織，神経組織
細胞
　例）核・細胞質・ミトコンドリア・リボゾーム
遺伝子
　例）DNA，RNA，塩基配列

分子生物学
↓

図 3-5　2 つのフロンティア――健康に影響する要因の階層

　まず，従来型の医学モデルの特徴を考えてみると，健康や疾患をとらえるパラダイムでは生物・医学モデルであり，方法論においては要素還元的アプローチ――対象となる人間を，臓器・組織・細胞・遺伝子へとより細分化して分析するアプローチ――である。分子生物学などの個別性重視のフロンティアとは，図 3-5 でいえば，従来と同じく下方向へと向かう，対象をさらに細分化するフロンティアである。これは生物・医学モデルの枠内でのフロンティアにすぎないともいえる。

　一方，本書で取り上げる「もう 1 つのフロンティア」とは，細分化とは反対方向（図 3-5 の上方向）へと向かうフロンティアである。つまり，要素還元的アプローチとは逆に，人間と環境との相互作用を重視して生態学的（ecological）に，包括的・全体的にとらえることを重視する。

　より具体的には，取り巻く人間関係，コミュニティ，社会経済的な位置

づけ，さらには社会や国のあり方などの環境の影響を受けて，心理的な反応を起こすものとして人間をとらえる。つまり，人間を生物であると同時に，心をもつ社会的な動物であると見る生物・心理・社会モデルに基づくものである。

🌐 第 3 章のまとめ──本書で取り上げる（研究）課題

　健康格差の縮小を図ろうとするとき，生物・医学モデルの限界は明らかである。今後強化すべき「取り組み」（政策・実践などによる対策）は，生物・心理・社会モデルに基づき，「原因の原因」や「上流要因」に迫る「ゼロ次予防」（39，183 頁）である。ゼロ次予防の取り組みを効果的なものにしていくためには，どのような研究課題があるのだろうか？

　本章以降では，次のような研究課題（research questions）への答えを示したい。

　かつての貧しかった時代に比べれば，先進諸国においては貧困による餓死や不衛生に起因する感染症などの健康問題はなくなったかにみえる。また，各種の医療技術が開発され，医療保障制度のもとで，多くの人がそれを利用できるようになった。では，先進諸国において，社会経済的な要因による健康格差は縮小してきたのか。

　また，社会経済的要因と健康状態との関連がいまだに観察されるとしても，それは果たして因果関係なのか，それとも，もともと健康な人が努力した結果，社会的に成功しやすい「逆因果」を意味しているのであろうか。因果関係とすれば，その作用機序はどのような経路なのか。「病は気から」という言い伝えは単なる迷信か，それとも科学的根拠があるのか。

　医学以外の領域でも注目を集めている経済格差の大きさやソーシャル・キャピタル（social capital）は，どのように健康と関連しているのか。ある個人のもつ社会的要因とは独立して，その人の住む地域レベルの社会的要因も健康に影響しているのか。だとしたら介入すべきは個人なのか社会なのか。「健康を社会科学的視点でとらえる」[15] ための，あるいは社会疫学の研究課題は何なのか。

　そして最後には，「健康的な社会」「健康によい社会（保障）政策」とは

どのようなものなのかをまとめたい。

■文献

1) 近藤克則：要介護高齢者は低所得者層になぜ多いか．介護予防政策への示唆．社会保険旬報，2073：6-11，2000
2) 近藤克則：社会的経済的格差による健康の不平等．経済，82：27-37，2002
3) Sturm R：Increases in clinically severe obesity in the United States, 1986-2000. Arch Intern Med, 163：2146-2148, 2003
4) Ohkubo T, Imai Y, Tsuji I, et al：Home blood pressure measurement has a stronger predictive power for mortality than does screening blood pressure measurement：a population-based observation in Ohasama, Japan. J Hypertens, 16：971-975, 1998
5) Ebrahim S, Taylor F, Ward K, et al：Multiple risk factor interventions for primary prevention of coronary heart disease. Cochrane Database Syst Rev, 2011 (1)：CD001561, 2011.
6) Multiple Risk Factor Intervention Trial Research Group：Multiple risk factor intervention trial；risk factor changes and mortality results. JAMA, 248：1465-1477, 1982
7) Daniel H, Bornstein SS, Kane GC, et al：Addressing Social Determinants to Improve Patient Care and Promote Health Equity：An American College of Physicians Position Paper. Ann Intern Med, 168 (8)：577-578, 2018
8) Engel GL：The clinical application of the biopsychosocial model. Am J Psychiatry, 137：535-544, 1980
9) Tulchinsky T, Varavikova E (eds)：The New Public Health. An Introduction for the 21st Century. Academic Press, San Diego, 2000
10) Baum F (ed)：The New Public Health. OUP Australia and New Zealand, Sidney, 2003
11) Petersen AR, Bunton R (eds)：The New Public Health；health and self in the age of risk. SAGE Publications, London, 1996
12) Ashton J, Seymour H (eds)：New Public Health；the Liverpool Experience. Open University Press, London, 1988
13) Wilkinson RG, Marmot MG (eds)：Social Determinants of Health；the solid facts. World Health Organization, Geneva, 1998〔高野健人（訳）：健康の社会的決定要因．WHO健康都市研究協力センター，2002〕
14) Marmot MG, Wilkinson RG (eds)：Social Determinants of Health. Oxford University Press, Oxford, 1999〔西三郎（総監修）：21世紀の健康づくり10の提言．日本医療企画，2002〕
15) Wilkinson RG：Health Becomes a Social Science. Unhealthy societies；the afflictions of inequality, 13-28, Routledge, London, 1996
16) Wilkinson R（著），池本幸生，片岡洋子，末原睦美（訳）：格差社会の衝撃―不健康な格差社会を健康にする法．書籍工房早山，2009.
17) マイケル・マーモット（著），栗林寛幸（監訳）：健康格差―不平等な社会への挑戦．日本評論社，2017.
18) Kawachi I, Kennedy BP, Wilkinson RG：Income Inequality and Health. The New Press, New York, 1999
19) Kawachi I, Lisa FB：Neighborhoods and Health. Oxford University Press, New York, 2003
20) イチロー・カワチ，高尾総司，S.V. スブラマニアン（編）：ソーシャル・キャピタルと健康政策―地域で活用するために．日本評論社，2013
21) イチロー・カワチ：命の格差は止められるか―ハーバード日本人教授の，世界が注目する授業．小学館，2013
22) Kawachi I, Kennedy B：The Health of Nations：Why inequality is harmful to your health. The New Press, New York, 2002〔西信雄，高尾総司，中山健夫（監訳）：不平等が健康を損

なう，日本評論社，2004〕
23) Berkman LF, Kawachi I, Glymour MM：Social epidemiology, 2nd ed. Oxford University Press, New York, 2014.

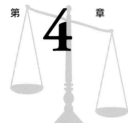

上位層は健康で，底辺層は不健康

社会経済状態と健康

🌐 投げかけられた疑問

　科学が進歩すれば，常識とされていたことに対し，新しい疑問（研究課題：research question）が投げかけられる。それを解き明かそうとさまざまな研究が行われ，やがて常識は塗り替えられる。

　社会経済的地位（socio economic status：SES）が異なる集団間における健康格差について，かつての常識といえば，貧困は不衛生な環境や低栄養をもたらすため，それに起因する感染症死亡が多いということなどであろう。

　実際のところ，Kawachi らが図 4-1[1) で示したように，国民 1 人あたりの年間 GDP の額を横軸にとり，平均寿命を縦軸にとると，年 5000 ドルあたりまでは右肩上がりである。年 5000 ドルというのは，（1 ドル＝約 110 円として）およそ 1 日あたり 1500 円，1 か月を 4 万 5000 円で暮らしていることになる。このような国のなかには，水道による安全な水や下水道，食料の安定的供給が望めない国々がある。これらの国で平均寿命が短いことは驚くにあたらない常識といえるだろう。

　一方，年 5000 ドルあたりを超えると，平均寿命はほぼ横ばいになっている。このことは，先進国のなかでは，貧困など健康の社会的決定要因（SDH）の重要性が低下していることを意味しているのであろうか。

　言い換えれば，低い社会経済的地位による不健康問題は，経済発展を遂げた先進国では過去の話となり，アフリカなどの発展途上国だけに残された問題なのだろうか。また，貧困などによる死因は感染症などが中心で

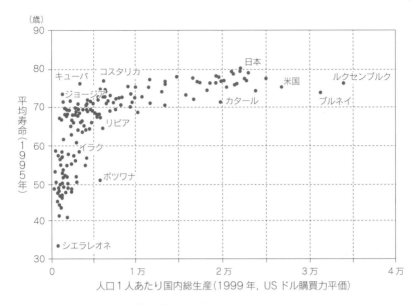

図 4-1　国の豊かさと平均寿命の関係
〔Kawachi I, Kennedy BP：The Health of Nations；why inequality is harmful to your health.
44, The New Press, New York, 2002〕

あって，いわゆる文明病や生活習慣病などでは貧困との関連はみられない
のだろうか。であれば，社会経済状態により生じる健康格差は，物質的欠
乏としての貧困の撲滅によってなくせるものなのであろうか。

　これらの新しく投げかけられた疑問については，かなりのことが解明さ
れている。それによれば，従来の常識は通用しない。本章では，主に先進
国で蓄積されてきた膨大な研究成果の一端を紹介し，新たに常識とすべき
「社会経済状態と健康」の関係を考えよう。

健康格差は過去の話か

●女工哀史の時代

　結核が社会条件と密接に結びついていることは，貧しい農村から来た女
工たちを描いたノンフィクション『女工哀史』や『あゝ野麦峠』などでも
描かれていた。描かれた当時の紡績女工は 14〜16 時間もの労働を強いら

れるなど，苛酷で不衛生な環境におかれていた。

　石原修によれば，村に帰った元女工たちの1910（明治43）年の死亡率は全国平均の2〜5倍で，12歳以下に限定すると7倍近い。しかも，この数字には村に帰る前に死亡した者が含まれていないため，過少推計とされている[2]。実際，1900（明治33）年の香川県の調査では，一般の結核死亡が1000人に1.8人であるのに対し，女工では41人と，22.8倍にも上っていたという[3]。

　その後，日本をはじめ先進国の経済力は急速に発展し，労働衛生も栄養状態も著しく改善された。また，結核の治療薬としてストレプトマイシンも登場し，医学知識や技術も大きく進歩した。さらに，これらの医学知識や技術を，社会的弱者である低所得者層や労働者も利用できるよう，医療保障制度や労働衛生などの法的規制も整備されてきた。

　ならば，社会経済状態による健康格差は，縮小あるいは消失に向かっているのであろうか。

●英国の例

　英国は，社会経済状態による健康の不平等への関心が高い国である。そんな国だから，世界に先駆け，貧富の差なく医療を受けられるNHS（National Health Service，国民保健サービス）制度を創設（1948年）したともいえる。NHS導入により貧しい層への医療保障を進めれば，健康格差は縮小すると期待された。

　その期待がどのくらい実現されたのかを，労働党政権は特別委員会を2度設置して検討し，総括的なレポートが1980年と1998年の2回出ている[4, 5]。そこで明らかにされたのは，期待に反し，健康格差はむしろ拡大しているという衝撃的な事実であった[6]。

　英国の政府統計では，昔から職業による社会階層（social class）が用いられてきた。グループⅠとは専門職など高い社会階層であり，グループⅤは社会階層の低い非熟練労働者である。NHS創設前の1930年頃からNHS創設時期にあたる1950年前後までは1.2倍であったグループⅠとⅤの間の健康格差が，NHS導入後40年の間にむしろ拡大し，1991〜1993年には2.9倍になっている。

　これは英国だけでみられる現象ではない。北欧 3 国，デンマーク，イタリアなどでもみられた[7]。つまり，社会経済格差による健康の不平等あるいは健康格差は，先進国においても，過去の話どころか，むしろ拡大し深刻化してきたのである。

●感染症以外でもみられるのか

　感染症（死）が貧困と強く結びついていることは想像しやすい。低栄養や不衛生な居住環境，過酷な労働環境や条件などは感染症を引き起こし，治療薬があったとしても高価で買うことができない。そのような史実や，アフリカなど発展途上国における AIDS 問題，2020 年からの新型コロナウイルス感染症（COVID-19）流行による死亡者数の報道などに触れる機会は多いからである。

　では，経済力が発展して感染症による死亡が減り，死因の上位を生活習慣病が占めるようになっている先進国において，なぜ社会経済状態による健康の不平等は拡大しているのであろうか。その答えは，生活習慣病など主要疾患においても，社会経済的要因が強い影響を与えているからである。

　例えば，3154 人（39〜59 歳）の男性を 22 年間追跡した Bucher らによれば，年齢や収縮期血圧などを調整しても，社会階層を 3 段階に分けた最下層の，最上層に対する相対危険度は，冠動脈疾患で 1.67〜1.89 であり，肺がんでも 2.08〜2.20 となっている[8]。カナダの Raphael が 164 本に及ぶ文献をレビューしてまとめた報告書をみると，冠動脈疾患には社会経済的要因が密接に関連していることが示されている[9]。

　ヨーロッパの 3 か国の女性においても，肺がん，乳がん，消化器疾患，呼吸器疾患，外傷について，社会経済状態による健康格差は拡大している[7]。また，英国の政府文書では，肺がんによる死亡率はグループＶ（非熟練労働者）では 10 万人対 82 であるのに対し，グループ I （専門職）のそれは 17 と低い。5 年生存率をみると，乳がん，大腸がん，前立腺がん，肺がんで 1〜8% の格差があると報告されている[10]。

　また，成人期の病気だけではない。小児期に多い気管支喘息でも，社会経済状態が悪いほど死亡率が高いことが報告されている[11]。さらに身体疾

表 4-1　WHO の 3 つの勧告（2009 年）

1. 日常生活の環境条件の改善
2. 力，お金，資源の分配の不平等への取り組み
3. 問題の測定と理解，活動のインパクトのアセスメント
  （Health Impact Assessment）

患だけでなく，精神科領域のうつ症状やアルコール依存，自殺や外傷も，社会経済状態が悪い人ほど多い[5, 11]。

　2010 年代に入っても，日本を含む多くの国々で，同様な関連が多くの研究で確認されている[12]。これらの事実を知れば，先進国においても，多くの疾患やそれらによる死亡および総死亡が，社会階層が低い層に多いことは，驚くにあたらないのである。

● **2009 年の WHO 総会決議**

　健康格差の実態が明らかになると，それを放置すべきではないという声が，徐々に大きくなっていった。「いのちの格差」という基本的人権に関わる問題だからだ。そして「健康格差の縮小」という政策目標が国内外で掲げられた。

　WHO は「健康の社会的決定要因に関する委員会」を設置し，その最終報告書[13]を受けて，2009（平成 21）年 5 月の総会で健康格差の縮小を目指す決議をした。そして 3 つの勧告を行った。第 1 に「日常生活の環境条件の改善」，第 2 に「力（power），お金（money），資源（resources）の分配の不平等への取り組み」，第 3 に「問題の測定と理解，活動のインパクトのアセスメント」である（表 4-1）。

　世界医師会の反応は早かった。同じ 2009 年 10 月には，健康格差に対する声明[14]を出している。そこでは健康格差の重要性と，国の政策に影響を及ぼし，健康格差の予防と縮減のために行動することの必要性が掲げられた。

● **健康日本 21（第 2 次）**

　日本では，2012 年に出された厚生労働大臣告示[15]のなかで，2013 年か

ら 10 年間の「21 世紀における第 2 次国民健康づくり運動（健康日本 21
〔第 2 次〕）」の基本的な方向として，健康寿命の延伸とともに「健康格差
の縮小」を目指すことが新たに加えられた。

　同時に「健康を支え，守るための社会環境の整備」という方向も示され
た。その理由として，「個人の健康は，家庭，学校，地域，職場等の社会
環境の影響を受けることから，社会全体として，個人の健康を支え，守る
環境づくりに努めていくことが重要であり，行政機関のみならず，広く国
民の健康づくりを支援する企業，民間団体等の積極的な参加協力を得るな
ど，国民が主体的に行う健康づくりの取組を総合的に支援する環境を整備
する」[15] と述べられている。

健康格差は物質的欠乏（貧困）が原因か

　英語で SES（56 頁）と表現される社会経済的地位には，多くのものが
含まれている。所得，資産，職業，学歴，就労状態（失業，不安定雇用），
人種などである。これらの要因は互いに絡み合っている。

　例えば，一般に所得が高い人の学歴は高く，仕事は自由度が高く，解雇
されることはまれで，その子どももよい教育を受けられるなどである。し
かし，同等な所得の人のなかでも，ほかの学歴などの社会経済的指標で低
い状態だと，不健康が多いことが報告されている。

　つまり，単に物質的な欠乏状態（貧困）が不健康をもたらしているわけ
ではないこと，それぞれの社会経済的要因が，それぞれ独立して（ほかの
要因の影響を取り除いても）健康に影響していることがわかってきてい
る。

●公務員の中でも健康格差

　職業により社会階層を分類する場合，農業や製造業やサービス業など業
種に着目したり，自営業，公務員，民間企業など雇用主に着目したり，常
勤・非常勤など雇用形態に着目したりなど，いろいろな方法がある。

　英国では，長年にわたり職位やその職業に必要とされる専門性および熟
練度に基づいた社会階層が用いられており，社会経済的指標としての重要

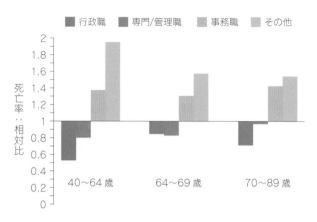

図 4-2　職業階層別総死亡率：ホワイトホールの男性の 25 年間追跡研究

〔Marmot MG, Wilkinson RG（eds）：Social Determinants of health. Oxford University Press, Oxford, 1999〕

性を示す研究が蓄積されてきている。

　その 1 つとして有名なのが，Marmot らが中心になって進めてきたホワイトホールスタディ（Whitehall study）である[16]。ホワイトホールとは英国ロンドンの官庁街の名前で，調査対象は全員公務員である。日本でいえば霞が関研究ということになろうか。第 1 次調査は 1967〜1970 年に始まり，1 万 8133 人の男性公務員を 25 年も追跡している。この調査から職種・職位により 4 段階に区分した階層別の年齢調整死亡率を図 4-2[17] に示す。

　階層の高いグループ（行政職）と低いグループ（その他）の死亡率の格差は 40〜64 歳で最も大きく，同じ公務員であるのに，実に 3.12 倍にもなる。しかも，最も低い階層の死亡率だけが高いのでなく，すべての階層間に差がみてとれる。言い換えれば，社会の底辺層だけが健康を害するいわゆる「絶対的貧困」の影響のみでなく，他と比べて（相対的に）劣る社会階層に身をおくことによって健康が蝕まれるという「相対的な貧困」による影響もみられるのである。この相対的な効果を強調するために，英語では gradient（傾斜，勾配）あるいは ladder（はしご）という表現が使われることがある。

●教育年数による健康格差

　教育を受けた年数（学歴）を用いた研究も少なくない。筆者らも，日本の若い女性（29〜39歳）1196人を対象に，学歴と精神的な健康との関連を，本人や夫の所得も考慮したうえで分析し報告した[18]。1年間にうつ状態など精神的な問題があったと回答した確率（オッズ比）は，大学卒を1としたとき，中学校卒（高校中退を含む）で有意に高く，実に11.4倍に上っていた。

　海外でも，米国[8]だけでなく，フィンランド，ノルウェー，イタリアなどにおいて，低学歴の人で死亡率は高いと報告されており，しかもその格差は1980年代から1990年代までの10年間に拡大したという[7]。

●就労状況による健康格差

　日本では，バブル経済崩壊後に，失業や事業の破綻などを契機とした中高年の自殺が増えた。1990年代初期に2万1000人余りだった自殺者数は，1998年から14年連続で3万人を超えた。経済・生活苦による自殺に限れば，2000〜3000人台で推移していた数字が1998年に6000人台に増加した。

　海外でも，失業など就労状況の悪化により，自殺だけでなく，死亡率や有病率などでみた健康度も低くなることが報告されている。ただし，不安定雇用や失業と健康との関連については，逆の因果関係も考えられる。病気がちな人ほど欠勤が多くなる結果，非正規雇用労働者や失業者に転落しやすいという説明である。しかし，多くのコホート（集団追跡）研究で，観察開始時には同じような健康状態であっても，失業した後に健康を害する人が多いことが確認されている。

　例えばKaslら[19]は，英国でのコホート研究において失業者の死亡の相対危険度は1.5倍前後であることと，スウェーデン，フィンランド，デンマーク，イタリア，英国における研究から，年齢構成が同じ基準集団の死亡率を100とした場合の標準化死亡比が，失業すると150〜200に上昇すること，その影響は若年労働者ほど高いと示唆されることを報告している。やはり，逆の因果関係だけでなく，失業や不安定就労が不健康の原因なのである。さらに興味深いことに，実際に失業する以前に，失業するか

もしれないという不安な状況にさらされるだけで，不健康な人が増えたという複数の報告も紹介している。

国によって状況は違うので，日本における研究も必要である。例えば，日本の失業率は他の国に比べ相対的に低い。前述した英国のように欧米ではホワイトカラーの人の死亡率はブルーカラーの人より低く，下がり方も大きい傾向があるが，日本では逆である[20, 21]。むしろ管理職の死亡率は1990年の後半から2000年にかけてそれぞれ約70％増加した[22]。

健康格差は縮小できるのか

健康格差を縮小したいと願う人でも，健康格差がライフコースのような根深い原因やいくつもの要因が重なって生み出されていることを知ると，無力感に襲われる。そして，重要な問題だが健康格差はなくせないのではないかと感じてしまう。しかしあきらめないで欲しい。国内外で，健康格差は縮小可能なことが実証されているからだ。

●海外の事例——米国・英国

人種差別問題が今でも深刻な米国の例である。平均寿命の推移をみると，1999年では，白人の77.3歳に対し黒人は71.4歳と，5.9歳短かった。それが約10年後の2008年には，白人78.5歳に対し黒人は74.0歳と，差は4.5歳まで小さくなった。白人の平均寿命に対する割合でみても，92.4％から94.3％へと差が縮小した[23]。

英国では，ブレア首相ら労働党政権が健康格差問題に熱心に取り組んだ。10年間にわたる取り組みの前後で比較すると，2003〜2010年の7年間に，富裕層が多い地域と社会的困窮者が多い地域との間の平均寿命の差は6.9年から4.4年に縮まっている[24]。ただし，その後再び拡大した。

●日本の事例——「健康日本21（第2次）」中間評価

実は日本においても，健康格差の縮小が確認された。「健康日本21（第2次）」では，数値目標として「健康格差の縮小（日常生活に制限のない期間の平均の都道府県格差の縮小）」が掲げられた。図4-3で示したよう

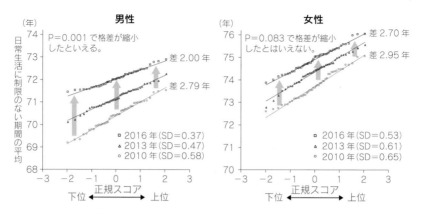

図 4-3　健康寿命の都道府県格差

都道府県別健康寿命「日常生活に制限のない期間の平均」の分布の 2010〜2016 年
の推移。

SD：都道府県差の標準偏差（地域格差指標）。値が大きいほど格差が大きいことを意味
する。P 値は 2010〜2016 年の 3 時点間での SD の差の片側検定。

※標本誤差による偶然変動の影響を補正した値を用いているため，都道府県別健康寿
　命の公表値とは異なる。

※2016 年は，国民生活基礎調査が熊本地震により熊本県を調査していないため，熊
　本県が含まれていない。

〔厚生科学審議会健康日本 21（第二次）推進専門委員会：第 11 回（2018 年 3 月 9 日）資料 1-1
別表第一　都道府県別健康寿命「日常生活に制限のない期間の平均」の分布の平成 22〜28 年の
推移．2018 をもとに作成〕

に，日常生活に制限のない期間（健康寿命）が最長と最短の都道府県間の
差は，2010 年には男性で 2.79 年だったのが 2016 年までに 2.00 年に縮ま
り（女性は 2.95 年から 2.70 年に），男性では統計学的にも有意な健康格
差の縮小が認められている[25]。

第 4 章のまとめ

　健康格差の実態やその原因となる健康の社会的決定要因を解明してきた
のが社会疫学である。「Social Epidemiology」（社会疫学）というタイト
ルを付けた初めてのテキスト[26]が出版されたのが 2000 年と，比較的新し
い学術分野である。しかし現在に至るまでに社会疫学は多くの知見を蓄積

しており，世界中で健康格差対策が導入されるまでに果たしてきた役割は小さくない。

　ただし，今後に残されている課題も多い。米国・英国・日本において健康格差の縮小が観察されたことを本章で紹介したが，どのような対策がどれくらい貢献したのか，縮小をもたらした要因は何だったのかは，十分に実証されていない。しかも，まだ小さくはない健康格差が残っている。

　今までのフェーズでは，コホート研究などによって健康格差の実態やそれをもたらすリスク要因を解明することが社会疫学の中心課題であった。しかし，これからは健康格差の縮小のために，取り得る対策を考え，試行し，評価することに重心をシフトすべきだろう。そのためにも，健康格差のメカニズムの解明は引き続き重要である。

　健康格差対策には「Health in All Policies」（すべての政策に健康を）の視点が必要なので，社会疫学者は，保健医療政策のみならず，広く社会政策・公共政策についても学び，担当省庁や地方自治体の保健医療以外の担当部局とも関わる必要がある。また，私たちを取り巻く環境となっている多くの商品やサービスを提供している産業界やNPOなどとも連携した取り組みが必要となる。さらに，「見える化」のための指標開発研究や，対照群を設定した政策・プログラム評価研究が求められている。

　これらによって，効果的な対策がみえてくれば，健康格差の縮小を目指す政策は継続されるだろう。が，新しい効果的な対策が提案されなくなったり，効果が検証されない状況が続いたりすれば，健康格差の縮小を目指す取り組みは勢いを失っていく可能性が高い。たとえ，まだ健康格差が残っていたとしてもだ。

　これらのことは，「健康格差を放置できない」と考える者には，従来の生物・医学モデルの方法論とは異なる実践や研究へのチャレンジが必要であることを意味している。

■文献
1) Kawachi I, Kennedy BP：The Health of Nations；why inequality is harmful to your health. 44, The New Press, New York, 2002〔西信雄，高尾総司，中山健夫（監訳）：不平等が健康を損なう．日本評論社，2004〕
2) Johnston W：The epidemic；peak, plateau, and decline. The Modern Epidemic. A history

of tuberculosis in Japan. 69-104, Harvard University Press, Cambridge, Massachusetts, 1996

3）砂原茂一，上田敏：ある病気の運命．東京大学出版会，1984

4）Townsend P, Davidson N：The Black report, 2nd ed. 29-213, Penguin Books, London, 1992

5）Department of Health：Independent inquiry into inequalities in health；report（Chairman：Sir Donald Acheson）. The Stationary Office, London, 1998

6）Department of Health：Tackling Health Inequalities；a Programme for Action. 7, London, 2003

7）Mackenbach JP, Bos V, Andersen O, et al：Widening socioeconomic inequalities in mortality in six Western European countries. Int J Epidemiol, 32：830-837, 2003

8）Bucher H, Ragland D：Socioeconomic indicators and mortality from coronary heart disease and cancer；a 22-year follow-up of middle-aged men. Am J Public Health, 85：1231-1236, 1995

9）Raphael D：Social justice is good for our hearts；why social factors-not lifestyle-are major causes of heart disease in Canada and elsewhere. CSJ Foundation for Research and Education, Toronto, 2002
https://www.researchgate.net/publication/264839464_Social_Justice_is_Good_for_Our_Hearts_Why_Societal_Factors_-_Not_Lifestyles_-_are_Major_Causes_of_Heart_Disease_in_Canada_and_Elsewhere（2022 年 2 月 10 日確認）

10）Department of Health：The NHS cancer plan. 19, London, 2000

11）Berkman LF, Kawachi I（eds）：Social Epidemiology. Oxford University Press, New York, 2000

12）Kondo K（ed）：Social Determinants of Health in Non-communicable Diseases—Case Studies from Japan. Springer, Singapore, 2020

13）Commission on Social Determinants of Health：Closing the gap in a generation：Health equity through action on the social determinants of health. World Health Organization, 2008
http://apps.who.int/iris/bitstream/handle/10665/43943/9789241563703_eng.pdf?sequence=1（日本語訳 http://sdh.umin.jp/translated/2008_csdh.pdf）（2022 年 1 月 20 日確認）

14）World Medical Association：WMA Statement on Inequalities in Health. 2009.
https://www.wma.net/policies-post/wma-statement-on-inequalities-in-health/#:~:text=Archived%3A%20WMA%20Statement%20on%20Inequalities%20in%20Health&text=For%20over%20150%20years%2C%20the,inequality%20has%20been%20acknowledged%20worldwide.&text=Disparities%20in%20health%20can%20be,of%20care%20received%2C%20or%20both（2022 年 2 月 10 日確認）

15）厚生労働省：国民の健康の増進の総合的な推進を図るための基本的な方針（厚生労働省告示第 430 号）．2012

16）Marmot MG, Shipley MJ：Do socioeconomic differences in mortality persist after retirement?；25 year follow up of civil servants from the first Whitehall study. BMJ, 313：1177-1180, 1996

17）Marmot MG, Wilkinson RG（eds）：Social Determinants of health. Oxford University Press, Oxford, 1999〔西三郎（総監修）：21 世紀の健康づくり 10 の提言．日本医療企画，2002〕

18）馬場康彦，近藤克則，末盛慶：結婚と心理的健康—背景としての社会経済的地位．季刊家計経済研究，58：77-85, 2003

19）Kasl S, Jones B：The impact of job loss and retirement on health. Berkman LF, Kawachi I（eds）：Social Epidemiology, 118-136, Oxford University Press, Oxford, 2000

20）Dhungel B, Murakami T, Wada K, et al：Mortality risks among blue- and white-collar workers：A time series study among Japanese men aged 25-64 years from 1980 to 2015. J

Occup Health, 63（1）：e12215, 2021

21）Tanaka H, Toyokawa S, Tamiya N, et al：Changes in mortality inequalities across occupations in Japan：a national register based study of absolute and relative measures, 1980–2010. BMJ Open, 7（9）：e015764, 2017

22）Wada K, Kondo N, Gilmour S, et al：Trends in cause specific mortality across occupations in Japanese men of working age during period of economic stagnation, 1980–2005：retrospective cohort study. BMJ, 344：e1191, 2012

23）Molla MT, Centers for Disease Control and Prevention：Expected years of life free of chronic condition-induced activity limitations - United States, 1999–2008. MMWR Surveill Summ, 62（Suppl 3）：87–92, 2013

24）Buck D, Maguire D：Inequalities in life expectancy. Changes over time and implications for policy. King's Fund, 2015
http://www.kingsfund.org.uk/publications/inequalities-life-expectancy（2022 年 1 月 20 日確認）

25）厚生科学審議会地域保健健康増進栄養部会：「健康日本 21（第二次）」中間評価報告書. 2018
http://www.mhlw.go.jp/content/000481242.pdf（2022 年 1 月 20 日確認）

26）Berkman LF, Kawachi I（eds）：Social Epidemiology. Oxford University Press, 2000

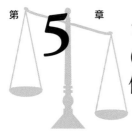

第5章

なぜ学歴・職業・所得（社会経済的要因）が健康に影響するのか

　ここまで，社会経済的要因が健康と強く関連していることを示してきた。しかし，2つのもの（例えば貧困と疾病）が強く関連しているからといって，それらが常に因果関係を示すとは限らない。

　例えば，「ライターを持っていた人」と「肺がんによる死亡率」との関係を分析すれば，両者には強い関連があるだろう。しかし，ライターが肺がんを引き起こすわけではないので，これは因果関係ではない。因果関係は喫煙と肺がんの間にあり，ライターは喫煙の代理変数であり，ライターと肺がんの関連はみかけ上のものである。このような要因間の因果関係を明らかにしなければ，的確な介入策を練ることはできない。

　そこで，本章では，社会経済的要因から健康に至る因果関係や影響経路を考えたい。

関連と因果関係

　「関連」とは，2つの要因AとBの間に，何らかのつながりがあることである。Aが増えるとBも増える「正の相関」，またはAが増えるとBは減るという「負の相関」関係がその代表例である。では，AとBの間に「関連」がみられた場合，2つの要因間にはどのような「関係」がありうるだろうか。

　A（低所得）とB（不健康）との間に関連がみられた場合を考えてみよう。まず，A（低所得による貧困）が原因でB（低栄養や餓死などの不健康）が直接引き起こされる「因果関係」がある（図5-1のア）。しかし，

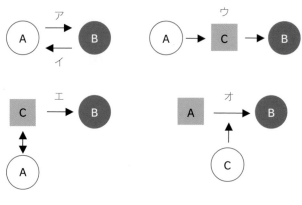

図 5-1　要因間の関係

　逆の因果関係（逆因果）が成り立っている場合（図 5-1 のイ）もある。例えば，病気・不健康が原因で仕事に就けず，収入も減ってしまうような場合である。

　3 つの要因が絡むとさらに複雑になる。A（たばこへの増税）が，C（禁煙者の増加）を経て B（肺がんの減少）をもたらす場合（図 5-1 のウ）もある，さらに，図 5-1 のエのように要因 C（喫煙）が B（肺がん）を引き起こす重要な原因であり，A（ライター）は C（喫煙）と関連が深いため，B（肺がん）とはみかけ上の関連はみられるが，直接の因果関係はない場合である。

　その他，図 5-1 のオのように C（結婚していること）単独では B（肺がん）を引き起こさないが，結婚相手が大量喫煙者であれば，A（たばこの副流煙）が B（肺がん）を引き起こす可能性を高める場合なども考えられる。

　考え出すと偶然や誤差も含めて 10 種類以上の関係がありうる[1]。だから，単に要因間の関連を実証するだけでは認識は深まらない。要因間の関係を解明するには，本書で述べるような理論仮説や理論研究が不可欠である。

社会疫学研究の難しさ

●因果関係か逆因果か選択か──要因間の関係を検証する

　低い社会経済的地位と不健康との間に関連がみられたからといって因果関係とは限らない。これらの要因間の関係は，果たして因果関係なのであろうか，それともみかけ上の関係なのであろうか。多くの論争が繰り広げられ，この疑問を解明するために，いくつもの仮説が提起され，それを検証するためにサルなど動物を使った研究や，最近では実験的研究まで，さまざまな研究がなされてきている。

　一般に，健康な人ほど，勉強や仕事でがんばれる。健康であることは，競争的環境においていわゆる「勝ち組」として選ばれる有利な条件となる。その結果，健康な人が高い社会階層に昇りつめる可能性は高いであろう。一方，失業した人を追跡調査した結果，仕事を続けていた人々より死亡率が高くても驚くにはあたらない。失業した人のなかには，病気のために欠勤が多くて解雇されたり，病気のために仕事がつらくなって自己都合で退職したりした人が含まれているからである。

　（不）健康が原因で社会経済的地位が決まるという逆の因果関係はある。これを選択仮説あるいは社会移動仮説という。しかし，この仮説だけでは説明できないということが，次のようないくつかのアプローチで明らかにされている[2]。

●逆因果だけでは説明できないことを示すアプローチ

　第 1 は，縦断研究である。ある集団（コホート）を観察開始した時点で，不健康な人を分析対象から除き，健康であった人だけを対象に，新たに発生する疾患や死亡を，社会経済的地位別に比較する研究デザインである。これであれば，逆の因果関係を除外できる。後になって発生した不健康が，先に観察されていた低い社会経済的地位をもたらすとは考えられないからである。

　例えば，社会参加していたグループの種類の数を比較すると，その数が多い人ほどうつ発症は少なく[3]，要介護認定を受ける確率も低かった[4, 5]。ただし，健康だとみなした人の間に観察できないほどのわずかな差があっ

た可能性や，遺伝子が違うなど第3の要因の関与の可能性まで考え出すと，コホート研究だけでは不十分である。

第2は，失業の健康への影響を明らかにするために，工場閉鎖などにより（健康状態によらず）一律に解雇された集団と対照群とを比較するような自然実験研究である。例えば，スウェーデンの造船所が閉鎖される前後の縦断研究において，失業の不安にさらされた造船所の労働者集団の血中コレステロールが，対照群に比べ有意に上昇した。これが失業者に多い冠動脈疾患による死亡をもたらす一因でありうると報告されている[6]。

第3は，社会経済的要因への介入による健康状態の改善の観察である。例えば，対照群に比べ低所得層の子どもでは精神症状を訴える数が多かったが，その後の所得保障政策により，貧困から脱出できた群においてのみ，その数が減少している[7]。

第4に，擬似的なRCTとみなされる，操作変数法と呼ばれる高度な分析手法を用いた研究である。例えば，サロンと呼ばれる「通いの場」をつくることで社会参加先を創出し，参加群と非参加群を比較して，5年間追跡したところ，参加群で要介護認定率が低かった。しかし，もともと元気な人が参加群に多かったので，そのせいかもしれない。そこで，自宅から350 m圏内の「通いの場」の数などアクセスの良し悪しと，参加率・健康状態との関連を調べると，アクセスがよい群で参加率が高く，健康状態には差がなかった。つまり，アクセスの良し悪しが，RCTにおけるサイコロ代わりになっていた。これを利用して，もともとの健康状態の違いを取り除いて分析しても，参加群で要介護認定率は低かった[8]。

以上，少なくとも「逆の因果関係」だけではないことは，もはや確立しているといってよい[2,9]。

🌐 影響する5つの経路

しかし，逆の因果関係が否定されただけでは，まだ因果関係であることにはならない。社会経済的要因がどのような経路で健康状態に影響を及ぼしているのかを明らかにする必要がある。

これについても多くの理論的実証的研究がなされている。それらをまと

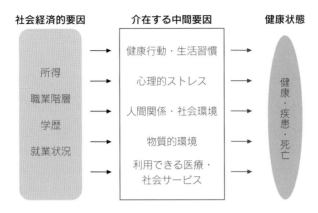

図 5-2　社会経済的要因から健康状態に至る経路のモデル

めると，図 5-2 に示したような中間要因が経路として介在しているモデル（理論，仮説）が考えられ，それぞれの因果関係・プロセスが実証されつつある[2, 9, 10]。まず，社会経済的要因から中間要因に至る過程（図 5-2 の→）を考えてみよう。

●生活習慣（ライフスタイル）

　低所得や低学歴，低い職業階層など，低い社会経済的地位の人ほど，運動不足やカロリーのとりすぎの結果である肥満や喫煙など，好ましくない生活習慣（ライフスタイル）がみられることがわかっている[11-16]。

　例えば，学歴を 4 群に分けてその影響をみた米国カリフォルニアからの報告[10]によれば，高校卒未満の人が肥満になる確率を 1 とすると，高校・専門学校卒では有意な差はないが，大学卒で 0.75，大学院卒では0.63 と，4 割近くも肥満となる確率が小さいという。つまり，大学や大学院を出ることは，肥満予防につながるのである。健康情報を得てそれを理解したり，「自分は○○でありたい」とイメージしたり，欲求を理性で抑えて行動したりする力が，より高いのであろう。

●心理的ストレス

　社会経済的地位が低い層ほど，失業の危険にさらされたり，経済的に追

い詰められたりするので，心理的ストレスは慢性的に高くなる。その結果，不安など日常的な精神障害やうつなどが多くなる[2,9]。

●人間関係

第9章で紹介するように，人間関係が健康に及ぼす影響は，いまや無視できない。そして，低い社会経済的地位の人で人間関係も貧しくなる傾向がみられる。例えば，低学歴の人では，社会的サポートの受領や提供は乏しく（column 5-1）[17]，独居の男性が多く（column 5-2，76頁）[18]，離婚や再婚が多い（column 9-1，127頁）。結婚歴以外でも，所得と学歴から5段階の社会階層に分けると，一番上の社会階層では社会的ネットワークの乏しい（孤立した）人の割合は25.9%なのに対し，最低層では49.1%と倍増する[19]。

ただし，社会的ネットワークの種類や国によって異なるようである。オーストラリアでは，友人と家族とのネットワークでは同様の結果が得られているが，近隣の人や教会のネットワークでは低い社会階層でむしろ高いという報告もある[20]。

●社会環境

住環境や労働環境の衛生状態など，物質的な環境にも，社会経済状態により格差がみられる。低い社会階層ほど，不動産価格が安く，狭くて日当たりや風通しが悪い，騒音や排気ガスにさらされる，寒暖差が大きいなど，快適でない環境で我慢している。

●利用できる医療・社会サービス

日本でも，病院にかかったときの費用の自己負担額が引き上げられ，今では健康保険の本人でも3割負担である。自己負担額が引き上げられると，低所得層を中心に受診抑制が生じることはよく知られている。また健康教室や健診，保健・福祉制度の利用など，情報集めや申請が必要なサービス・制度の利用率にも階層間で差がみられる（column 1-3，10頁）。

低所得であるほど社会的サポートの授受が少ない人が多い

　社会的サポートと健康および社会階層との関連を分析した*。対象は，AGESプロジェクト（column 1-2，7頁）データの3万2891人。

　「心配事や愚痴を聞いてくれる（聞いてあげる）」を情緒的サポート，「病気で寝込んだときに看病や世話をしてくれる（してあげる）」ことを手段的サポートとみなした。これらのサポートを「受けること」と「提供すること」との両方を尋ね，「両方あり」「受けるのみ」「提供のみ」「両方なし」の4群に分けた。

　主観的健康感とうつのいずれにおいても，受領・提供の両方がある人が最も心理的健康状態がよかった（p＜0.001，年齢調整済）。例えば手段的サポートでみると，うつ状態（GDS≧10）の人の割合は，両方あり6.3%に対し，受けるのみ15.0%，提供のみ22.4%，両方なし28.0%となる。

　また，社会階層別にみると，低学歴・低所得層でサポートの授受がない者が多い傾向があった。一例として，**図**に情緒的サポートの授受が「両方なし」と答えた者の割合を等価所得別に示した。

■文献
* 斎藤嘉孝，近藤克則，吉井清子，他：日本の高齢者―介護予防に向けた社会疫学的大規模調査，高齢者の健康とソーシャルサポート―受領サポートと提供サポート．公衆衛生，69：661-665，2005

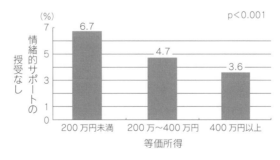

図　等価所得別「情緒的サポートの授受なし」高齢者の割合
等価所得：年間世帯収入を世帯構成人数の平方根で除して算出。

column 5-2

男性の1人暮らしにはうつ状態が多く，1人暮らしは低学歴層に多い

　高齢者の健康と世帯構成との関連性を分析した。対象は，AGESプロジェクト（column 1-2，7頁）データの3万2891人。男性におけるうつ状態（GDS≧10）の割合は，1人暮らしでは17.7%で，配偶者との2人暮らし（6.5%）などと比べ有意に多かった（p<0.001）*。社会階層別にみると，1人暮らしと所得との間に関連はみられなかったが，教育年数6年未満の低学歴層に1人暮らしが有意に多かった（**図**）。

■**文献**
* 末盛慶，近藤克則，遠藤秀紀，他：日本の高齢者—介護予防に向けた社会疫学的大規模調査，高齢者の健康と家族との関連性—世帯構成・婚姻状態・夫婦関係満足感．公衆衛生，69：583-587，2005

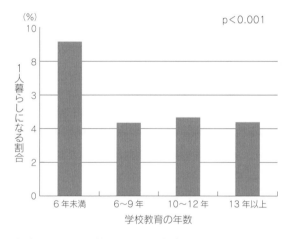

図　教育年数と1人暮らしになる割合との関連（男性）
一般線形モデルによる年齢調整後。
〔末盛慶，近藤克則，遠藤秀紀，他：日本の高齢者—介護予防に向けた社会疫学的大規模調査，高齢者の健康と家族との関連性—世帯構成・婚姻状態・夫婦関係満足感．公衆衛生，69：583-587，2005〕

🌐 複雑に絡み合う関係

　所得や学歴，職業階層，就業状態など，社会経済的要因の間には複雑な関係があるが，中間要因の間にも相互関連がみられる。例えば，運動習慣はうつなど心理的・精神的健康面によいことがわかっている[21]。また，一緒に運動する仲間による社会的サポートが豊かなほど，自己効力感が高まり，運動の回数や持続時間が増えることも示されている[22]。

🌐 今後の研究課題

　喫煙を「個人の嗜好や自由」だと主張する愛煙家などからの反対で，なかなか進まなかったたばこ対策が，国際条約（WHO 総会採択のたばこ規制枠組み条約）で義務とされた理由には，「たばこが死亡，疾病および障害を引き起こすこと」や「たばこの煙にさらされる他人の健康に悪影響を及ぼすこと」に関する明白な科学的証拠が蓄積されてきたことがある。

　前述したゼロ次予防（39 頁）の可能性が広く知られ，多くの関係者の連携によって社会に実装されるためには，研究——見えない世界の「見える化」——による科学的根拠の蓄積が必要である。

● 変えられるものと変えられないもの

　効果的な取り組みを立案・試行するためには，まず健康格差が生まれるメカニズムの解明が必要である。

　肺がんでいえば，リスク要因はたばこであり，ライターではない。もし，肺がん患者がライターをしばしば持っているからといって，それをマッチに変えても，肺がんは減らない。つまり，関連要因のなかから，リスク要因（たばこ）と，しばしば一緒に観察される交絡要因（ライター）とを区別する研究が必要である。

　また，リスク要因のなかにも，変えられる要因（たばこなど）と変えられない要因（年齢や性別，生育歴，教育歴など）とがある。対策をとるべきことが合意された「健康格差の縮小」に向けて，対策が可能な変えられる要因についての研究が必要である。

●エントリーポイントを探せ

　変えられる要因のなかにも，短期に変化が期待できるものと，長期でないと変えられないものとがある。前者は，合意を得やすく介入を始めやすい入口（エントリーポイント）になる。

　生活習慣病の予防のために行動変容が目指された理由も，健康教育などを通じて「どう行動を変えればよいのか」を伝えれば，短期間に変えられると考えられたからだろう。しかし，今では，病気になる前の人に健康教育をしても行動変容は難しく，総死亡率の抑制などの効果がみられなかったというシステマティック・レビューがある[23]。

　一方，教育歴や所得，建造環境（人が造り出した環境）などとなると，短期的に変えることは難しい。予算規模も大きくなり，関係者が増えて，合意形成にも時間がかかるからである。

　目の前にいる高齢者を考えると，その人の教育年数は過去にさかのぼっては変えられない。しかし，長期的にみると実は変えられるものでもある。図 5-3 をみてほしい[24]。高校進学率は，終戦直後は男性で 5 割弱，女性で 4 割弱であった。しかし，そこから 20 年ほどで急速に伸び 9 割となった。大学進学率も，男性で 1 割強，女性で 2% 台だったのが，昭和 40 年代（1965 年以降）に入ると倍増し，1993（平成 5）年頃から再び増

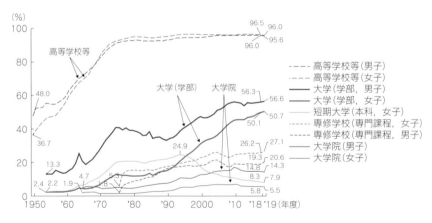

図 5-3　高等教育進学率の推移

〔内閣府：男女共同参画白書（概要版）令和 2 年版，18，2020 をもとに作成〕

えて，今では男女ともに 5 割を超えている。

　建造環境である街並みも，数十年単位でみれば変わる。特に，2020 年以降の新型コロナウイルス感染症（COVID-19）の流行によって，ポスト/ウィズ（post/with）コロナ時代に向けて，コミュニティや社会のありようを見直す論議が起きている。科学的な根拠をわかりやすい形で示せば，まちづくり・社会づくりに反映できるチャンスになるかもしれない。

　短期での変化が期待できる行動の変化は，裏を返せば，長続きするとは限らない。行動よりも環境のほうが，介入には長い期間がかかり大変だが，そのなかに暮らす多くの人に長期にわたる影響を及ぼす。つまり，短期的に変えられるもののみならず，長期的に変えられる環境要因についての研究も重要である。

第 5 章のまとめ

　以上，本章では社会経済的要因が健康に影響を及ぼす経路について，その仮説とその実証研究を紹介した。生物・医学モデルに親しんできた読者にとっては，社会経済的要因の重要性まではしぶしぶ認めたとしても，「主観的・心理的要因がその経路として重要である」といわれても抵抗があり，にわかには信じられないと思うであろう（筆者も初めはそう思った）。

　そこで，次の第 6 章から第 10 章において，主観的・心理的要因と健康との関係についての実証研究を紹介する。それが，生物・心理・社会（bio-psycho-social）モデルを受け入れるためには必要だからである。

■文献
1) 谷岡一郎：「社会調査」のウソ―リサーチ・リテラシーのすすめ．文春新書，2000
2) Marmot MG, Wilkinson RG（eds）：Social Determinants of Health. 1-43, 211-239, Oxford University Press, Oxford, 1999
3) 宮澤拓人，井手一茂，渡邉良太，他：高齢者が参加する地域組織の種類・頻度・数とうつ発症の関連―JAGES2013-2016 縦断研究．総合リハビリテーション，49（8）：789-798，2021
4) Ide K, Tsuji T, Kanamori S, et al：Social Participation and Functional Decline: A Comparative Study of Rural and Urban Older People, Using Japan Gerontological Evaluation Study Longitudinal Data. Int J Environ Res Public Health, 17（2）：617, 2020
5) 東馬場要，井手一茂，渡邉良太，他：高齢者の社会参加の種類・数と要介護認定発生の関

連—JAGES2013-2016縦断研究. 総合リハビリテーション, 49 (9) : 897-904, 2021

6) Mattiasson I, Lindgarde F, Nilsson JA, et al : Threat of unemployment and cardiovascular risk factors ; longitudinal study of quality of sleep and serum cholesterol concentrations in men threatened with redundancy. BMJ, 301 : 461-466, 1990

7) Costello EJ, Compton SN, Keeler G, et al : Relationships between poverty and psychopathology ; a natural experiment. JAMA, 290 : 2023-2029, 2003

8) Hikichi H, Kondo N, Kondo K, et al : Effect of community intervention program promoting social interactions on functional disability prevention for older adults : propensity score matching and instrumental variable analyses, JAGES Taketoyo study. J Epidemiol Community Health, 69 (9) : 905-910, 2015

9) Wilkinson RG : Unhealty societies ; the afflictions of inequality. 59-60, 176, Routledge, London, 1996

10) Ettner SL, Grzywacz G : Socioeconomic status and health among Californians ; an examination of multiple pathways. Am J Public Health, 93 : 441-444, 2003

11) Lants PM, House JS, Lepkowski JM, et al : Socioeconomic factors, health behaviors, and mortality. JAMA, 279 : 1703-1708, 1998

12) Diez-Roux AV, Link BG, Northridge ME : A multilevel analysis of income inequality and cardiovascular disease risk factors. Soc Sci Med, 50 : 673-687, 2000

13) Taira DA, Safran DG, Seto TB, et al : The relationship between patient income and physician discussion of health risk behaviors. JAMA, 278 : 1412-1417, 1997

14) Winkleby MA, Kraemer HC, Ahn DK, et al : Ethnic and socioeconomic differences in cardiovascular disease risk factors ; findings for women from the Third National Health and Nutrition Examination Survey, 1988-1994. JAMA, 280 : 356-362, 1998

15) Crespo CJ, Ainsworth BE, Keteyian SJ, et al : Prevalence of physical inactivity and its relation to social class in U. S. adult ; results from the Third National Health and Nutrition Examination Survey, 1988-1994. Med Sci Sports Exerc, 31 : 1821-1827, 1999

16) Ross CE, Wu C : The links between education and health. American Sociological Review, 60 : 719-745, 1995

17) 斎藤嘉孝, 近藤克則, 吉井清子, 他 : 日本の高齢者—介護予防に向けた社会疫学的大規模調査, 高齢者の健康とソーシャルサポート—受領サポートと提供サポート. 公衆衛生, 69 : 661-665, 2005

18) 末盛慶, 近藤克則, 遠藤秀紀, 他 : 日本の高齢者—介護予防に向けた社会疫学的大規模調査, 高齢者の健康と家族との関連性—世帯構成・婚姻状態・夫婦関係満足感. 公衆衛生, 69 : 583-587, 2005

19) Berkman LF, Syme SL : Social networks, host resistance, and mortality ; a nine-year follow-up study of Alameda County residents. Am J Epidemiol, 109 : 186-203, 1979

20) Baum FE, Bush RA, Modra CC, et al : Epidemiology of participation ; an Australian community study. J Epidemiol Community Health, 54 : 414-423, 2000

21) American College of Sports Medicine Position Stand : Exercise and physical activity for older adults. Med Sci Sports Exerc, 30 : 992-1008, 1998

22) Duncan TE, Stoolmiller M : Modeling social and psychological determinants of exercise behaviors via structural equation systems. Res Q Exerc Sport, 64 : 1-16, 1993

23) Ebrahim S, Taylor F, Ward K, et al. : Multiple risk factor interventions for primary prevention of coronary heart disease. Cochrane Database Syst Rev, 2011 (1) : CD001561, 2011.

24) 内閣府 : 男女共同参画白書 (概要版) 令和2年版. 18, 2020
http://www.gender.go.jp/about_danjo/whitepaper/r02/gaiyou/pdf/r02_gaiyou.pdf (2022年1月20日確認)

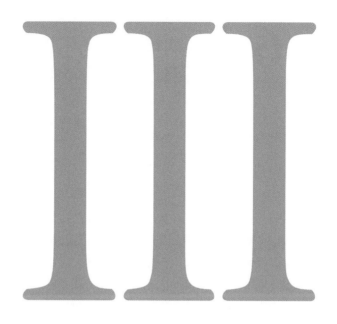

III

社会と健康をつなぐもの
心の大切さ

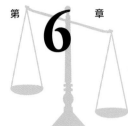

「病は気から」はどこまで
実証されているのか

主観的健康感・心理・認知の重要性

　人間は，感情や思い，心をもつ動物である。しかし，同じく人間を対象にしていても，生物医学と臨床医学，そして社会疫学とでは，光の当て方が違い，浮かび上がってくる人間の姿も違ってみえる。

　生物・医学（bio-medical）モデルでは，患者の思いや主観的な評価は，どちらかといえばあやふやなものであり，客観的に示されるデータに比べて"価値が低い"とみなされてきた。

　一方，臨床医学においては，「客観的な検査で異常がないから大丈夫」と患者を説得するタイプの医師は，一般的に評判がよくない。医療従事者教育のなかでは「疾患でなく，病に苦しむ人間をみろ」と，繰り返されてきた。病気の客観的側面である「疾患」だけでなく，患者本人がそれをどのように受け止めて苦しんでいるかという主観的な思いの側面（または，それらを含めたもの）を「病」と呼んで，心もケアすべきであるという教えである。

　「客観的な側面だけでなく，主観的な思いも重要である」と「経験的に感じている」臨床家たち，そして患者は多い。しかしそれを「客観的なデータで示すこと」は容易ではない。

　それらに対し，社会疫学研究においては，主観や心理的要因の重要性を示す客観的なデータが蓄積されてきている。例えば「健康状態に対する主観的な評価が低い人ほど，死亡率が高い」ことを裏づける報告は，縦断研究だけでも優に50本以上ある。

　本章では，主観的・心理的な側面が，いかに重要なのかを取り上げる。これにより，次章で取り上げる「うつ」ほど明らかに病的な気分・感情障

害に至らなくとも，主観的・心理的な要因が身体的な健康状態に強く関連していることを示したい。そして，やはり社会階層など社会的要因が，主観的・心理的要因の背景にあることから，社会と身体的健康をつなぐものとして，これら主観的・心理的な要因が重要であると再確認したい。

主観的健康感がもつ死亡リスク予測力

　主観的健康感とは，「普段のあなたの健康状態はどうですか？」などと本人に尋ね，「①とても健康，②まあ健康，③普通，④あまり健康でない，⑤全く健康でない」など4〜5段階の選択肢から選んでもらうものである。この問いに，（主観的に）健康でないと答えた人は，喫煙などのライフスタイルや，医師や看護師による客観的な評価などを考慮しても，「死亡リスクが高い」というから驚きである。

　Idler（アイドラー）らによれば[1]，主観的健康感と死亡や余命との関連を分析した前方視的コホート研究は，地域居住者の代表サンプルを対象にし，英語で発表されているものだけで，1996年までに27本あった。主観的健康感が高い群に比べ，最も低い群では，死亡のオッズ比（起こりやすさ）が1.5〜3.0倍とする報告が多く，性別では女性より男性でオッズ比は大きい。多変量解析によって，他要因の影響を調整しても，27本中23本で有意なオッズ比を示している。

　エビデンスレベルが高いメタ分析の結果によれば，うつや合併疾患などを考慮しても1.74〜1.87倍死亡しやすい相対リスクを示すという[2]。

　例えばPijls（ペイルス）ら[3]によれば，医師が情報収集した血圧やコレステロール，心電図，喫煙歴，食事，運動習慣，入院歴，服薬歴などの情報を考慮しても，それらとは別に有意なオッズ比を主観的健康感は示している。なかには医師や看護師による客観的な評価以上に，大きいオッズ比を示すという報告[4]すらある。

なぜ主観的健康感は大きな予測力をもつのか

　Idlerらは，他の要因の影響を考慮しても，主観的健康感が死亡リスク

の予測力をもつ理由について論じている[1]。

第1に，主観的健康感は，他の要因よりも包括的な評価である。身体面に限っても，例えば「心臓には自信があるが，膝は痛み，目はよいが耳は少し遠い」という場合など，身体機能のどこに着目するかにより，客観的健康度は異なってくる。

また，WHO の定義でも，健康とは身体的な側面だけでなく，精神的，社会的な側面を含んでいる。主観的健康感は，それらをすべて包括した全般的な健康感として答えてもらうものである。そこには，まだ症状が出ておらず診断されていない段階の不健康や，個々の慢性疾患の有無だけでなく，その重症度やそれらの累積効果，（祖）父母の寿命を含む家族歴なども反映されているであろう。

第2に，客観的な評価が，ある一時点の健康度をとらえているのに対し，主観的健康感は，以前に比べて悪化しているか，改善しているかという変化の方向を反映しているためという仮説がある。この仮説を検証するために，「2つの時点の変化」を変数に入れて分析すると，追跡開始時の主観的健康感の死亡リスク予測力（オッズ比）は低下する。つまりこの仮説は，ある程度正しい。しかし，依然として主観的健康感の死亡リスクのオッズ比は有意なまま残る。したがって，この仮説だけではすべてを説明できないことになる[5]。

第3に，健康に対する意識の高い人ほど，健康によいライフスタイルをとり，かつ主観的健康感が高くなるという可能性である。逆にいえば，健康でないと感じている人のなかには，はっきりと診断されるのを怖がって健康診断を受診しなかったり，禁煙をあきらめてしまったり，治療を受けなかったりする人がいるかもしれない。これらの健康行動についても，27研究のうち13研究において，説明変数として吟味されている[1]。しかし，これらを考慮した後にも，主観的健康感は有意なオッズ比を示しており，やはりこれだけでは説明できない。

第4に，主観的健康感が，健康に有利な外的・内的資源を反映する可能性である。外的・内的資源とは，その人が利用できる手段や援助，経験，能力などのことである。例えば，自由になるお金（所得）が多く，高学歴で友人にも高学歴者が多く，相談に乗ってくれる友人関係（社会的サ

ポートや社会的ネットワーク）も多い場合などが，外的資源が豊かな例である。学歴などの社会階層や社会的ネットワークなどに恵まれない人ほど，主観的健康感は低い[1, 6]。内的な資源でいえば，うつ状態である人や，やりたいこと（project）がない人ほど，やはり主観的健康感は低い。これらを考慮すると主観的健康感による死亡リスクの予測力（オッズ比）は小さくなるので，主観的健康感は，ある程度これらの資源の影響を反映している。しかし，やはりすべてではない。

　こうしてみると主観的健康感は，他の客観的な要因で予測するとなると非常に多くの要因や手間が必要な死亡リスクを，「健康状態はどうですか」というわずか 1 つの質問でとらえられる「優れもの」なのである。

主観的・心理的要因重視の動き

　主観的健康感は，死亡リスクについての予測力をもつだけではない。介護予防で注目される身体・生活機能[7-9]や認知機能[10]の低下についての予測力ももっており，客観的情報に基づく医師の評価よりもその予測妥当性は高いと報告されている[4]。

　また，主観的健康感だけでなく，機能低下の予測には，同年代の人と比べた身体機能についての主観的評価のほうが，主観的健康感よりも有用であったという報告もある[11]。

　臨床医学の分野でも，ナラティブ・ベースト・メディスン（narrative based medicine，物語に基づく医療）や回想法，後述する認知行動療法などが注目されている。これらはいずれも，本人が自分の病気や人生を，どのようなストーリー（物語）のなかで主観的にとらえ（認知し）て語るのかを重視する動きである。

　以上みてきたように，主観的健康感に代表される患者の主観・心理・認知は，客観的な評価よりも時に鋭敏である。主観的・心理的要因は，客観的要因ではとらえきれない（独立した）何ものかを反映し，死亡リスクや機能低下の予後についての予測力をもっている。

　主観的・心理的要因を無視（少なくとも軽視）してきた伝統的な生物・医学モデルの限界を背景に，主観や心理を重視する動きは広がりつつあ

る。「健康寿命のあり方に関する有識者研究会」報告書[12]も，「客観的な側面からのみ『健康』を表すだけでは必ずしも十分であるとはいえず，主観的な側面からとらえた『健康』（「自分が健康であると自覚している期間の平均」）も合わせて見ることが重要である」と述べている。

客観と主観の関係の二面性

　主観的・心理的要因は，客観的要因とは独立した側面をもつことを述べたが，その面ばかりを強調するのは適切ではない。少し考えてみると，「心」や「思い」「感情」などにも，二重の意味で客観的な根拠がある。

　1つは，感情などは，ある事件や客観的状況に直面して生まれるという意味である。もう1つの意味とは，感情が芽生えるとき，脳の中では化学伝達物質の変化などの客観的・物質的基礎があることである。

　例えば，一夫一婦であることが知られているネズミ（prairie vole）を対象にした研究によれば，バソプレシンとオキシトシンが重要な役割を果たしている。これらのホルモンのレセプター（受容体）の分布は，一夫一婦制でないネズミとは異なっており，レセプターをブロックすると相手を選ばず浮気をするようになるという[13]。また，愛という感情にはドパミンやセロトニンが重要で，「欲情」と「恋愛」と「長期にわたる愛着」のそれぞれで，その神経化学的な機序は異なるという説もある[14]。恋愛をしている学生（英語表現では who were deeply in love）17人を対象に機能的MRI を用いた研究では，恋人の写真を見たときと，そうでない人の写真を見たときとでは，活性化される脳の部位が異なるという真面目な研究もある[15, 16]。

　これらをふまえると，主観的な感情は，今の技術では客観的にとらえきれないという意味で，客観的な要因とは独立したものである。しかし一方で，客観的・物質的な基礎をもっていることは間違いなく，主観的要因と客観的要因は密接に関連している。つまり，互いに「関連性」と「独立性」という二面性をもっているのである。

ストレス認知モデル

●同じストレスでも認知によって異なるストレス反応

客観と主観の関係の二面性を統一的にとらえるうえで参考になるモデルに，Lazarus（ラザルス）ら[17]のストレス認知モデル（図6-1）がある。同じストレスが必ず同じストレス反応を引き起こすとは限らない。そのプロセスにおいて主観的な要因が重要な役割を果たしており，ストレッサーをどう認知・評価するか（負担と感じるか，乗り切れると感じるか）によって，ストレス反応も変わるとする考え方である。

このモデルでは，ストレスをもたらす客観的な状況や要因である「ストレッサー」と，主観的な「認知されたストレス」とを区別する。そして「認知されたストレス」と，それにより引き起こされる身体的・心理的・社会的な「ストレス反応」とも区別してとらえる。客観的な要因と主観的な要因とを「区別すること」が，両者の「独立性」を意味し，両者の間の矢印が「関連性」を示している。

ストレスに伴う心身の機能変化を下垂体-副腎系の反応を軸として説明したSelye（セリエ）のストレス学説との違いは，客観的に観察される「ストレッサー」と「ストレス反応」の間に，主観的な「認知されたストレス」を位置づけたことと，その結果引き起こされるストレス反応として，身体面以外の心理的・社会的反応も重要であると位置づけたことである。

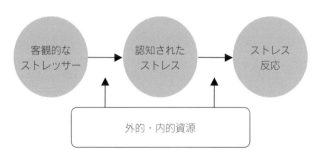

図6-1 ストレス認知モデル

● A さんと B さんの違いにみる，主観と客観の関係の二面性

　このモデルをもとに，主観的要因と客観的要因の関係の二面性を考えて
みよう。

　例えば同じ 62 歳の A さんと B さんがいる。どちらも血圧が繰り返し
160/100 mmHg を超えていたので，医師から「高血圧症です」といわれ
たとしよう。A さんも B さんも，「私は高血圧症だ」と認知するようにな
るであろう。ここまでは「高血圧症」という客観的事実と主観（認知）と
が，密接に関連している側面である。しかし，その事実をどう主観的にと
らえ（評価，あるいは認知し）て行動するのかという選択肢には，相当な
幅があり得る。

　A さんは，「私もついに高血圧症になってしまった。そう言われれば，
最近肩も凝るし，頭も重い。私も薬を一生手離せない病人だ。もう無理は
できない体になってしまった」と考えるかもしれない。主観的健康感を尋
ねられた A さんは，「あまり健康でない」と答えるであろう。

　一方の B さんは，「私も両親と同じ高血圧症になったか。でも両親とも
80 歳をすぎても元気だ。私も若い頃に比べれば，あちこち痛い所も出て
きたが，年齢を考えれば，まあ健康なほうだ。薬さえ飲んでいれば海外旅
行にも行けると言われたし，人生を楽しまなければ」と認知した。主観的
健康感を尋ねられた B さんは，「まあ健康」と答えるであろう。

　同じ程度の高血圧症になり，そう告げられたという同じ客観的ストレッ
サーにさらされても，それを主観的にどう認知するのかについては，この
程度の違い（独立性）があっても不思議でない。

　主観的健康感などがとらえていたのは，このような認知の側面である。
そして，客観的な血圧などの事実を反映しつつも，同じ健康状態をネガ
ティブにとらえる（認知し，主観的に感じている）人ほど，死亡リスクが
高く余命が短いことがわかってきているのである。

🌐 心理的ストレスが健康に影響する経路

　図 5-2（73 頁）の⟶のように多くの介在要因が健康に影響すること
は比較的よく知られている。ただし，図中に示した心理的なストレスによ

る影響については，まだ疑問をもつ人がいるかもしれない。しかし，心理的ストレスは，心理的・精神的健康に悪影響を及ぼすだけではない。死亡率まで高めることがわかっている[18, 19]。

例えば Schulz（シュルツ）ら[20] は，介護負担感が死亡率を高める危険因子であることを，4年間の前方視的縦断研究で確認している。介護状況により4群（①介護をしていない群427人，②配偶者に障害はあるが介助不要群75人，③介護しているが介護負担感なし群138人，④介護しており介護負担感あり群179人）に分け，年齢，性別，人種，教育歴，脳心血管疾患が明らかな人と潜在的（subclinical）な人の有無で調整（統計学的な方法を用いて他の要因の影響を取り除くこと）し，Cox回帰分析を行った。

その結果，①介護していない群の死亡の相対危険度は，②介助不要群と③介助しているが介護負担感なし群では有意な差はみられないのに対し，④介護負担感あり群では1.63（1.00～2.65）と有意に死亡率を高めていた。つまり，介護をしているという客観的状況ではなく，それを負担に感じるという主観的な心理的ストレスが，生命予後に影響しているのである。

では，どうやって心理的な要因が，身体的な健康にまで影響を及ぼすのであろうか。心理的ストレスが不健康をもたらす機序として，神経系，内分泌系，免疫系など，生物学的な経路（図6-2）が明らかになってきている。

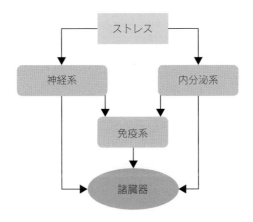

図6-2　心理的ストレスが諸臓器に影響する経路

●神経内分泌学的な経路

　心理的ストレスにさらされると，脈が速くなりドキドキするなど交感神経系優位になり，「闘争か逃走か」の準備状態になることは，誰でも経験しているであろう。ストレスで引き起こされた交感神経系の興奮状態や，アドレナリンの過剰分泌などの反応が長期に及ぶと，心機能をはじめとする身体機能に悪影響を及ぼすことが，心療内科学や神経内分泌学の研究で明らかにされている。例えば，恐怖・不安を訴える人には高血圧が多いことに加え，高コレステロール血症や糖尿病も多い[21]。

　社会階層が低いと慢性的なストレス状態にさらされ，その結果，神経内分泌系に大きな負担がかかっていることを示唆する興味深い研究を，さらに2つ紹介しよう。

　1つは，解剖学の教科書が書き換えられた話である[19]。1830〜1930年のロンドンでは，人体解剖の対象のほとんどは，救貧施設で死亡した人，つまり社会的底辺層であった。その解剖の知見に基づいて臓器の大きさが記述され，それが正常と信じられていた。たまにより豊かな人を解剖してみると，副腎が異常に小さいので，「特発性副腎萎縮症」として報告されたという。やがて，この「副腎萎縮」が例外的なのではなく，むしろ正常とすべきことがわかり，解剖の教科書の正常サイズが書き換えられた。つまり，貧困層の副腎のほうが肥大していたのである。副腎は，別名「ストレスホルモン産生臓器」である。社会的底辺層では慢性的にストレスにさらされていた結果，副腎が肥大していたことを示している。反対に，免疫系の重要臓器である胸腺は，貧困層では小さく（免疫機能が弱いことを示唆する），豊かな層では大きいことが気づかれたという。

　もう1つは，野生のサルを使った研究である。野生のサル社会にも階層が存在する。階層が上のサルが近づくと，下のサルが逃げ出す，あるいはエサをとられてしまうことで，階層の上下関係がわかるという。研究者は早朝からサルを観察し，朝食を食べていないサルを捜す。朝食を食べると血中のホルモン値が変動するからである。そして背中を向けているときに麻酔銃で眠らせる。こちらを向いているときだと，撃たれることによる恐怖でホルモン値が変動するかもしれないからである。こうして注意深く朝に採血して調べると，階層が低いサルでは，階層の高いサルに比べ副腎

皮質ホルモンの分泌が増えており，かついわゆる善玉の HDL コレステロールが減少しているという[22]。人間だけでなく，サルも社会的動物であり，人間（サル間？）関係に悩んでいるのである。その結果ストレスホルモンが増え，冠動脈疾患のリスクを高めている。

●免疫学的経路

ストレスにさらされた生物は，免疫機能が低下し疾患への抵抗力が弱くなることが，精神免疫学の研究で明らかとなってきている[23]。ストレスで引き起こされた，不安，抑うつ，悲しみ，怒りなどの情動が，内分泌系・神経系を経て，抗体産生や細胞性免疫能の抑制など，免疫系に影響する。一方，社会的ネットワークが豊かな人は，多くの人に接するため風邪をうつされる機会も多いと思われるが，実際には風邪をひきにくいことを示す報告もある[24]。

所得や職業階層，学歴，就業状態などの社会経済的要因の間には複雑な関係があるが，介在要因間にも相互関連がみられる。例えば，健康行動である運動習慣は，心理的・精神的健康面によい影響があることがわかっている[25]。また，一緒に運動する仲間による社会的サポートが豊かなほど，自己効力感が高まり，運動の回数や持続時間が増えることも示されている[26]。

🌐 治療効果が実証されている認知行動療法

主観的な感じ方や考え方（認知）などが，客観的な要因とは独立した重要性をもっていることを示す根拠をもう 1 つ示そう。うつに対する認知行動療法[27]などが，抗うつ薬と同じくらい有効（beneficial）であることが，無作為化臨床研究やその体系的レビューにより確認され[28]，日本でも診療報酬の対象となった。

認知行動療法の基礎となる「事実-認知-行動モデル」を図 6-3 に示した。前述のストレス認知モデル（図 6-1，87 頁）に似ており，客観的「事実」は「ストレッサー」に，「認知」は「認知されたストレス」に，選択された「行動」は「ストレス反応」に対応しているとみなすことができ

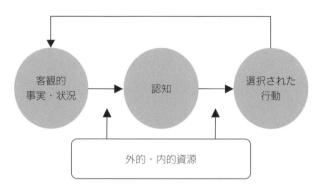

図 6-3　事実-認知-行動モデル（認知行動療法モデル）

る。これらの 3 つを，関連しつつも独立性をもつものとして区別してとらえる点も共通している。

　事実は変えられなくても，「歪んだ認知」や行動は，介入により変えられうる。そして，「歪んだ認知」や行動を変えることで，客観的状況も変わりうると，認知行動療法では考える。

　「歪んだ認知」とは，例えば 1 回失敗しただけなのに「いつも失敗する」「失敗する自分に価値はない」「次も失敗するに違いない」などと認知することである。このようにネガティブな面を拡大し，ポジティブな面を矮小化して認知すると，ますます気分は沈んでしまう。「きっと失敗する」と思いながら逃げ腰でやれば，失敗する可能性は高くなるであろう。失敗すれば「やはり失敗した」「やはり自分はダメ人間だ」と確信することになり，悪循環に陥ってしまう。

　これに対し，認知行動療法では，「歪んだ認知」を修正し，「1 回失敗したが，成功したこともある」「あきらめずに挑戦し続ける私には価値がある」「次はうまくいくかもしれない」などと，ポジティブな面にも着目するように認知を変えるような働きかけを行う。そして「もう一度だけ，精一杯の努力をしてみよう」などと認知や行動が前向きになることで，成功する可能性が高くなると期待する。

　この認知行動療法が有効であることは立証されている。このことは，最初の客観的状況（例えば，うつ状態）が同じであっても，それをどう認知

し行動するかで，結果としての客観的状況（うつ状態）が改善したり，不変であったり，さらに悪化したりすることを意味している。

第 6 章のまとめ

　以上，低い主観的健康感が死亡リスクの高さの予測力をもっていることを手がかりに，主観的な認知と客観的な事象の関係の二面性を，ストレス認知モデルを紹介しながら考えてきた。それは以下のようにまとめられる。

　従来，主観的・心理的要因がいい加減で信頼できないように思われていたのは，それをとらえる方法の未熟さや，それを分析の枠外に置いてきた生物・医学モデルに原因があった。主観的健康感に代表されるように測定方法が確立すれば，客観的側面のみにこだわり主観を無視する医師を上回る予測力をもちうる。また，ストレス認知モデルのような認知的・心理的要因を取り込んだモデルを用いることで，人間をより深く理解することが可能になる。

　主観的認知は，前述したように二重の意味で客観的事実に基づくものであり，両者には関連がある。一方で，主観的認知は，客観的事実とは一定の独立した重要性をもっている。そのことは，社会疫学的なコホート研究やうつ病患者に対する認知行動療法などで立証されている。

　これらの事実が示唆するものは，臨床医学にとっても社会疫学にとっても大きい。臨床医学的には，客観的健康状態を直ちに変えられない場合にも，その人の主観的認知を変えることは期待できるからである。そして，認知が変われば行動が変わり，その結果，客観的な健康状態も中長期的には変わりうることを示している。（客観的な）疾患を治す生物・医学的方法論と，主観的認知を重視する認知行動療法的な方法論とは，併用・両立しうるものである。それが「疾患だけでなく，病に苦しむ人間もみる」ことを具体化する方法であろう。

　また，社会疫学的には，社会経済的要因がなぜ身体的健康に影響するのかというプロセスを考えるうえで重要である。劣悪な社会経済的状態ほど，ネガティブな心理・認知をもたらしやすく，それが身体的な不健康を

招く。つまり社会と身体的健康をつなぐものとして，主観的・心理的な要因が重要であることを再確認できるからである。

　今後の課題は，より有効な対策の開発に向けた，認知が形成され健康に影響するプロセスや関連要因の解明，それらを的確かつ簡便にとらえる疫学的な手法の開発，うつに対する認知行動療法の応用をはじめとする，主観的健康感などの認知を変えるために個人および集団に対して使える手法の開発と普及などである。

■文献

1) Idler EL, Benyamini Y：Self-rated health and mortality；a review of twenty-seven community studies. J Health Soc Behav, 38：21-37, 1997

2) DeSalvo KB, Bloser N, Reynolds K, et al：Mortality prediction with a single general self-rated health question. A meta-analysis. J Gen Intern Med, 21（3）：267-275, 2006

3) Pijls LT, Feskens EJ, Kromhout D：Self-rated health, mortality, and chronic diseases in elderly men. The Zutphen Study, 1985-1990. Am J Epidemiol, 138：840-848, 1993

4) Ferraro KF, Su YP：Physician-evaluated and self-reported morbidity for predicting disability. Am J Public Health, 90：103-108, 2000

5) Thomas C, Kelman HR, Kennedy GJ, et al：Depressive symptoms and mortality in elderly persons. J Gerontol, 47：S80-S87, 1992

6) 馬場康彦，近藤克則：社会経済的地位と主観的健康感．家計経済研究所（編）：家計・仕事・暮らしと女性の現在─消費生活に関するパネル調査（第10年度）．71-81, 国立印刷局，2003

7) Stuck AE, Walthert J, Nikolaus T, et al：Risk factors for functional status decline in community-living elderly people；a systematic literature review. Soc Sci Med, 48：445-469, 1999

8) Idler EL, Russell LB, Davis D：Survival, functional limitations, and self-rated health in the NHANES I Epidemiologic Follow-up Study, 1992；First National Health and Nutrition Examination Survey. Am J Epidemiol, 152：874-883, 2000

9) 平井寛，近藤克則，尾島俊之，他：地域在住高齢者の要介護認定のリスク要因の検討 AGES プロジェクト3年間の追跡研究．日本公衆衛生雑誌，56（8）：501-512, 2009

10) 竹田徳則，近藤克則，平井寛：地域在住高齢者における認知症を伴う要介護認定の心理社会的危険因子─AGES プロジェクト3年間のコホート研究．日本公衆衛生雑誌，57（12）：1054-1065, 2010

11) Greiner PA, Snowdon DA, Greiner LH：The relationship of self-rated function and self-rated health to concurrent functional ability, functional decline, and mortality；findings from the Nun Study. J Gerontol B Psychol Sci Soc Sci, 51：S234-S241, 1996

12) 健康寿命のあり方に関する有識者研究会：健康寿命のあり方に関する有識者研究会報告書．13, 厚生労働省，2019

13) Pitkow LJ, Sharer CA, Ren X, et al：Facilitation of affiliation and pair-bond formation by vasopressin receptor gene transfer into the ventral forebrain of a monogamous vole. J Neurosci, 21：7392-7396, 2001

14) The science of love. I get a kick out of you. The Economist, 66-68, 2004

15) Bartels A, Zeki S：The neural basis of romantic love. Neuroreport, 11：3829-3834, 2000

16) Bartels A, Zeki S：The neural correlates of maternal and romantic love. Neuroimage, 21：1155-1166, 2004

17) Lazarus RS（著），本明寛，春木豊，織田正美（監訳）：ストレスの心理学―認知的評価と対処の研究．実務教育出版，1991

18) Marmot MG, Wilkinson RG（eds）：Social Determinants of Health. 1-43, 211-239, Oxford University Press, Oxford, 1999

19) Wilkinson RG：Unhealthy societies；the afflictions of inequality. 59-60, 176, Routledge, London, 1996

20) Schulz R, Beach SR：Caregiving as a risk factor for mortality；the caregiver health effects study. JAMA, 282：2215-2219, 1999

21) Kawachi I, Colditz GA, Ascherio A, et al：Prospective study of phobic anxiety and risk of coronary heart disease in men. Circulation, 89：1992-1997, 1994

22) Sapolsky RM, Mott GE：Social subordinance in wild baboons is associated with suppressed high density lipoprotein-cholesterol concentrations；the possible role of chronic social stress. Endocrinology, 121：1605-1610, 1987

23) 久保千春：精神免疫学の世界―ストレス疾患と免疫異常；脳・免疫関連の医学．医学の歩み，197：889-892，2001

24) Cohen S, Doyle WJ, Turner R, et al：Sociability and susceptibility to the common cold. Psychol Sci, 14：389-395, 2003

25) American College of Sports Medicine Position Stand：Exercise and physical activity for older adults. Med Sci Sports Exerc, 41（7）：1510-1530, 2009

26) Duncan TE, Stoolmiller M：Modeling social and psychological determinants of exercise behaviors via structural equation systems. Res Q Exerc Sport, 64：1-16, 1993

27) Dryden W，Rentoul W（著），丹野義彦（監訳）：認知臨床心理学入門―認知行動アプローチの実践的理解のために．東京大学出版会，1996

28) Butler R, Carney S, Cipriani A, et al：Depressive disorders. Clinical Evidence Concise Issue, 12：1389-1434, BMJ Publishing Group, 2004

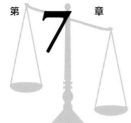

うつは心の風邪か

うつの重要性

　社会経済的要因が身体に影響を及ぼす経路として，物質的環境や，健康行動・生活習慣などの要因と並び，ストレスなどの心理的な要因が重要であること，それが実証されてきたことを，前章で述べた。しかし，「客観的な証拠を見せろ」という声が聞こえてきそうである。

　筆者がそうであったように，生物・医学モデル（bio-medical）に慣れ親しんだ医療専門職は，「心と身体症状との間に関連がある」と言われても，それは典型的な心身症など一部の症例における限定的なものであるとみなしがちである。特に科学的批判精神の旺盛な人や，心気的な訴えを繰り返す患者への対応に苦労した経験のある人ほど，心と身体症状の関連が広くみられるという見解に，反発すら覚えるのではないだろうか。

　心や感情は，目に見えず客観的にとらえられない怪しげなもので，客観的な所見を伴わない主観的な訴えは「気のせい」であり，主観的要因が身体的健康に与える影響は限定的なものなのか。それとも，今までとらえる術が乏しかったために見落とされていただけであり，「病は気から」ということわざ通り，その広範な影響を科学的にもとらえることができるのか。果たして，この2つの考えのどちらが真実に近いのであろうか。

　本章では，心や感情の障害のなかでも，医療専門職に疾患として受け入れられやすい「うつ」を取り上げる。まず，見逃されているうつの重要性について考えた後，身体的健康との関連，そして社会経済的要因との関連についてみてみよう。なお，本章では疾患を指す場合に「うつ病」，スクリーニングテスト上で判定された場合に「うつ状態」，また，うつの患者が示す症状や疾患も含めた広い意味で「うつ」（depression）を用いる。

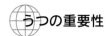 うつの重要性

　考えてみると，公衆衛生上の「重要度」と「優先度」は異なるものである。表 7-1 に示した 5 つの基準に沿って，うつの位置づけ（重要度や優先度）を考えよう。

● 5 つの視点からの重要度と優先度

　まず，第 1 の基準について，有病率が高いなどの「多くみられる」疾患ほど，公衆衛生上の重要性が一般的に高いことに異論はないだろう。しかし，少し考えればわかるように，多さだけでは決まらない。風邪にかかる人のほうが，がんになる人よりも多いが，国民全体の公衆衛生上の重要性でいえば，がんのほうが高いと考える人が多いだろう。それは，第 2 の基準である「予後（疾患の経過）へのインパクト」において，がんのほうが死に至る予後不良な疾患だからである。

　これら第 1 と第 2 の基準の両方を満たす「多くて深刻な疾患」ほど「重要度」は高い。その場合，研究上の優先度は高い。しかし，公衆衛生対策上の「優先度」も高いとは限らない。

　なぜなら，第 3 の基準である「診断可能性」において，簡便で正確な診断法が確立していなければ，的確な対処を始めること自体が難しいからである。また，第 4 の基準「治療可能性」がなければ，正確な診断だけを優先して「あなたは病気だ。しかし，治療法はない」と宣告することになるからである。治療法があり，診断法も確立している場合に，初めて「重要度」に加え「優先度」も高くなる。

　原因や発症機序についての理解が進み，コストが低くて確実な予防法が

表 7-1　疾患の公衆衛生上の重要度・優先度を決める 5 基準

1. **多さ**：有病率・新規発症率などが高いか
2. **予後へのインパクト**：障害による生活の質の低下，生命予後不良などをもたらすか
3. **診断可能性**：診断法があるのに見逃されていないか
4. **治療可能性**：治療法があるのに放置されていないか
5. **予防可能性**：予防可能なのに放置されていないか

確立され，第 5 の基準「予防可能性」を満たすようになると，治療よりも予防の優先度が高くなる。つまり，診断・治療・予防の方法がすでにあり，実施可能なのにそれらが行われていない疾患が，公衆衛生上の対策の優先度も高いということになる。

●すべてを満たすうつ

「心の風邪」とも表現される「うつ病」という疾患の重要度と優先度を，これら 5 つの基準に照らしてみると，いずれも高いことがわかる。

まず，頻度について見ると，診断方法や診断基準，対象集団によって数字に幅があるが，一般に思われているよりも多い。このことを強調する意味では，「風邪」の例えは正しい。

疾患としてのうつ病（major depressive disorder）とは，表 7-2 に示した 9 つの症状のうち「強い抑うつ気分」か「興味や喜びの喪失」のどちらかを含む 5 つ以上があること，および，それらがほとんど毎日・一日中，2 週間以上持続し，そのために精神的ないし社会的な障害が生じていること，の 2 つの条件を満たすものである[1,2]。

うつ病は，わが国では過去 12 か月の有病率で 2.2%，生涯有病率で 6.5〜7.5%[2] とされ，18 歳以上の米国人では，12 か月有病率で 6.6%，生涯有病率は 16.2% である[3]。また，地域居住高齢者を対象に，信頼性や妥当性が検証された自記式スクリーニングテストを実施した場合，うつ状態と評価される人は 1 割前後，なかには 18.2% という報告もある[4]。外来患者や脳卒中[5] など身体疾患をもつ患者の調査ではさらに増え，12〜42% にみられるという[4]。

WHO（世界保健機関）は 2015 年の有病率を 4.4% で，致死的ではない障害の最大の原因疾患だと推計している[6]。このように重要度はきわめて

表 7-2　うつ病の症状

1. 強い抑うつ気分	6. 疲れやすさ，気力の減退
2. 興味や喜びの喪失	7. 無価値感や強い罪責感
3. 食欲の障害	8. 思考力や集中力の低下
4. 睡眠の障害	9. 死への思い
5. 精神運動の障害（焦燥感または制止）	

高いのである。

　うつ状態に陥るのは患者だけではない。研修医を調べたところ，28.8%がうつやうつ症状をきたしていたという[7]。医師や看護師も風邪をひくのと同じように，うつ状態になるのだ。

　従来，うつは医師・看護師など医療専門職の間でも精神科の疾患とみなされてきた。一方で，これほど多いとなれば精神科だけでは対応できない。またうつ状態の人が身体症状を訴えて受診する先は，精神科でなく内科である。それらの結果，うつは見逃されてきた。そして有効な治療法があるにもかかわらず，うつを経験した者の 3/4 は医療を受けていない[2]。こうしてみると，うつは，公衆衛生上の重要度も優先度も高い疾患なのである。

🌐 多面的なリスクであるうつ

　うつは気分・感情障害であり，精神面の QOL を下げる疾患・状態であるが，それだけにとどまらず，死亡や身体的疾患にもつながる。

　うつは自殺の危険因子であり，循環器疾患やがんの危険因子かつ予後不良因子であり，脳卒中の予後不良因子であることが実証されてきている[8]。

●自殺のリスク

　2004 年 1 月に厚生労働省が，行政担当職員向けの「うつ対策推進方策マニュアル」，ならびに保健医療従事者向け「うつ対応マニュアル」を発表した[2]。これは，自殺が 1998 年以降年間 3 万人を超え，わが国が世界でも自殺率の高い国であることを背景に設置された「地域におけるうつ対策検討会」が作成したものである。

　うつ患者が自殺を図ることはよく知られており，入院するほどのうつ患者の 15% は自殺し，自殺者の 50〜70% はうつ病という[2, 9]。自殺予防のためには，うつ対策が必要というわけである。

●循環器疾患やがん，フレイルの発症リスク

うつは，高血圧や虚血性心疾患，がん発症の危険因子であることも報告されている。9本のコホート研究のメタ分析の結果，うつがある者の高血圧の発症リスクは1.42倍であった。コホート研究のシステマティック・レビューで，11本の論文すべてにおいて，うつは統計学的に有意な虚血性心疾患発症の危険因子であった[10]。

がんに関するメタ分析では，うつがあるとがん発症リスクは13%高く[11]，システマティック・レビューで確認されたフレイルの発症リスクの1つである[12]。

●予後不良因子

虚血性心疾患の予後への影響でみると，システマティック・レビューにおいて，6本の論文すべてにおいてうつは予後不良因子であった[10]。がん患者の7.9～32.4%にうつがみられ，死亡率は21%高く[13]，うつの治療で予後が改善するという報告もある[14]。

脳卒中後にうつがあると死亡率や脳卒中再発率が高く[15]，ADL（日常生活動作）の自立度が有意に低いため，脳卒中治療ガイドラインでも抗うつ薬による治療が推奨されている[16]。

うつにおける生物学的変化

気分・感情障害であるうつが，なぜこれほど身体的健康に影響するのであろうか。図7-1に示した心理的要因から生物学的要因に至る機序については，以下のようなことがわかってきている。まず，うつ病患者においては，脳内の化学伝達物質が変調をきたしている。これが薬物療法として，選択的セロトニン再取り込み阻害薬（SSRI）やセロトニン・ノルアドレナリン再取り込み阻害薬（SNRI）が用いられ，有効な理由である。それ以外にも，インスリン抵抗性を示すことや，免疫機能が低下していること，急性ストレス反応と似た高コルチゾール血症を中心とする神経内分泌学的な異常がみられることが知られている[17]。

以上，うつと身体的健康の関連をまとめると，うつは気分・感情障害で

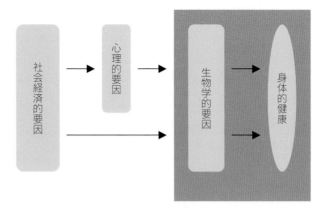

図 7-1　社会経済的要因と身体的健康の間に介在する心理的要因

あるが，それにとどまらず，自殺や循環器疾患，がん，フレイルの発症リスクであり，これらの疾患や脳卒中の予後に影響する要因である。そして，その生物学的機序についても明らかにされてきた。

社会経済的要因とうつ

うつを取り上げたのは，図 7-1 に示したように，社会経済的要因が身体的健康（図の■部分）に影響を及ぼす経路として，心理的要因であるうつが重要であると示すためであった。次に，社会経済的要因がうつのリスクになっていることを見ておこう。

●人間関係（の喪失）とうつ

近親者を亡くした人が，喪に服し，Freud（フロイト）がいう「悲哀の仕事」をする間に，うつを経験することはよく知られている。小此木[18]は，愛情・依存の「対象喪失」が，がんの発病や死亡率の増加の原因になっていることを述べた後，母親と突然引き離された乳児にみられるうつについての研究を紹介している。

Spitz（スピッツ）と Wolf（ウルフ）らによれば，母親や養育者との愛情・依存関係を経験した後に，突然それらを失った乳児には次のような反

応がみられる。すなわち，泣きやすくなり（1か月），表情が硬くなり，体重が減少し，いろいろな身体の病気にかかりやすくなる（3か月）。3か月以上経過すると，もはや泣かなくなり，無表情となり，まわりに対する反応がなくなってしまうという[18]。

さらに，ナチスの強制収容所に入れられた人々や，チンパンジーやゴリラ，サルなどの動物においても，伴侶や子どもや母親から引き離されたときに，うつ反応や心因性の身体症状がみられたことも紹介している[18]。

●社会経済的要因とうつ

個人の要因として，社会的サポートが乏しいこと，低学歴であること，低所得者であること，経済的な困窮などの社会経済的要因が，うつの危険因子であるという報告は多い（column 7-1）[8, 19-22]。また，ストレスの多い労働条件がうつを招くことも示唆されている。例えば，研修医を対象とした文部科学省研究班の調査を報じた朝日新聞（2004年2月22日）によれば，研修開始後1～2か月で新たにうつ状態となった研修医は，そうでない研修医に比べ，受け持ち患者が1.7人多い8.05人であり，週の勤務時間も3.3時間多い81時間であった。一方，1日あたりの自由時間は40分少ない1時間37分であった。

さらに，うつそのものではないが，自殺率の増加とマクロの社会経済的要因との関連を検討すると，失業率の増加やGDPの減少などとの関連が，主に男性の自殺率においてみられることが報告されている[23]。子ども時代の貧困などのライフコースが，高齢期におけるうつ新規発症のリスクであることも報告されている[24]。

🌐 第7章のまとめ

本章では，心や感情の障害の代表である「うつ」を取り上げ，身体的健康との関係，社会経済的要因との関係を示す実証的な研究を紹介してきた。

一見，「気のもちよう」とか「心の風邪」とみなされ軽視されがちなうつは，身体的健康と強い関連をもっており，生命にも関わってくる。うつ

column　7-1

教育年数・所得とうつ

　教育年数（学歴）や所得などの社会経済的地位とうつとの関係を，日本の高齢者において検討した＊。

　対象は，要介護認定を受けていない一般高齢者で 15 市町における代表サンプル 3 万 2891 人，AGES プロジェクト（column 1-2，7 頁）のデータである。社会経済的地位を説明変数に，Geriatric Depression Scale（GDS：高齢者うつ尺度）15 項目版でうつ状態（GDS≧10）であるか否かを目的変数とし，一般線形モデルで年齢調整をした値を求めた。

　表に示すように，教育年数が短くなるほどうつが多く統計学的に有意であった。13 年以上では，5.4％（男性），5.3％（女性）であるのに対し，6 年未満では 17.4％（男性），12.8％（女性）である。

　所得（世帯人数を考慮して世帯所得を世帯人数の平方根で除した等価所得）では，図 1-4（11 頁）に示したように，すべての年齢区分で低所得層ほどうつが多い（p＜0.001）。

■文献
＊ 吉井清子，近藤克則，平井寛，他：日本の高齢者—介護予防に向けた社会疫学的大規模調査，高齢者の心身健康の社会経済格差と地域格差の実態．公衆衛生，69：145-148，2005

表　教育年数とうつ

教育年数	人数※		うつ状態（GDS≧10）の年齢調整済割合	
	男性	女性	男性	女性
6 年未満	414	1073	17.4％＊	12.8％＊
6〜9 年	7515	9087	9.7％	9.2％
10〜12 年	4041	5185	4.9％	5.7％
13 年以上	1815	813	5.4％	5.3％

※欠損値のため合計が 3 万 2891 人にならない。
＊p＜0.001

については，社会経済的要因が影響することを示す実証的研究が，すでに相当数蓄積されている。

　これらをふまえると，身体面（図7-1，101頁の■部分）のみに着目する生物・医学的モデルを拡張し，生物・心理・社会（bio-psycho-social）モデルによって健康や疾患をとらえる必要性があることは明らかである。また，生物・心理・社会的要因は，並行して健康に影響しているのではない。図7-1に示したような経路を経て，環境としての社会経済的要因が，心理的な反応を通じて生物学的な変化をもたらし，それが疾患を引き起こしているというプロセスがみえてくる。

　これほど多いことをふまえると，今後はうつとなってしまった人への治療法の研究と普及にとどまらず，社会的決定要因を重視した予防策の研究と普及が重要になるだろう。

■文献
1) American Psychiatric Association, 日本精神神経学会（日本語版用語監修），髙橋三郎，大野裕（監訳）：DSM-5精神疾患の診断・統計マニュアル第5版．160-161，医学書院，2014
2) 厚生労働省地域におけるうつ対策検討会：地域におけるうつ対策検討会報告書，うつ対策推進方策マニュアル─都道府県・市町村職員のために，うつ対応マニュアル─保健医療従事者のために．2004
3) Kessler RC, Berglund P, Demler O, et al：The epidemiology of major depressive disorder；results from the National Comorbidity Survey Replication（NCS-R）. JAMA, 289：3095-3105, 2003
4) Baker FM：An overview of depression in the elderly；a US perspective. J Natl Med Assoc, 88：178-184, 1996
5) Paolucci S, Antonucci G, Pratesi L, et al：Poststroke depression and its role in rehabilitation of inpatients. Arch Phys Med Rehabil, 80：985-990, 1999
6) World Health Organization：Depression and Other Common Mental Disorders：Global Health Estimates. World Health Organization, Geneva, 2017
7) Mata DA, Ramos MA, Bansal N, et al：Prevalence of Depression and Depressive Symptoms Among Resident Physicians：A Systematic Review and Meta-analysis. JAMA, 314（22）：2373-2383, 2015
8) Baldwin RC, Chiu E, Katona C, et al：Guidelines on Depression in Older People─Pracising the Evidence. 42, Martin Dunitz Ltd., 2002
9) 作田英成，岩崎誠，山下千代：自殺予防（Ⅱ）；インターベンション．防衛衛生，49：125-132, 2002
10) Hemingway H, Marmot M：Evidence based cardiology；psychosocial factors in the aetiology and prognosis of coronary heart disease；systematic review of prospective cohort studies. BMJ ,318：1460-1467, 1999
11) Wang YH, Li JQ, Shi JF, et al：Depression and anxiety in relation to cancer incidence and mortality：a systematic review and meta-analysis of cohort studies. Mol Psychiatry, 25（7）：1487-1499, 2020

12) Vaughan L, Corbin AL, Goveas JS：Depression and frailty in later life：a systematic review. Clin Interv Aging, 10：1947-1958, 2015
13) Riedl D, Schuessler G：Prevalence of Depression and Cancer—A systematic review. Z Psychosom Med Psychother, OA11, 2021
14) Schwenk TL：Cancer and depression. Prim Care, 25：505-513, 1998
15) Cai W, Mueller C, Li YJ, et al：Post stroke depression and risk of stroke recurrence and mortality：A systematic review and meta-analysis. Ageing Res Rev, 50：102-109, 2019
16) 日本脳卒中学会脳卒中ガイドライン委員会（編）：脳卒中治療ガイドライン2021. 協和企画, 2021
17) Muhamed S, Kojima K, Tashiro N：大うつ病とストレス. 九州神経精神医学, 48：4-14, 2002
18) 小此木啓吾：対象喪失―悲しむということ. 4-17, 中公新書, 1979
19) 吉井清子, 近藤克則, 平井寛, 他：日本の高齢者―介護予防に向けた社会疫学的大規模調査, 高齢者の心身健康の社会経済格差と地域格差の実態. 公衆衛生, 69：145-148, 2005
20) Chi I, Chou KL：Financial strain and depressive symptoms among Hong Kong Chinese Elderly；a longitudinal study. J Gerontol Soc Work, 32：41-60, 1999
21) Chiriboga DA, Black SA, Aranda M, et al：Stress and depressive symptoms among Mexican American elders. J Gerontol, 57B：559-568, 2002
22) Sasaki Y, Aida J, Tsuji T, et al：Pre-disaster social support is protective for onset of post-disaster depression：Prospective study from the Great East Japan Earthquake & Tsunami. Sci Rep, 9（1）：19427, 2019
23) 山下志穂, 金子能宏, 反町吉秀：自殺の社会経済的要因と自殺予防対策の国際比較. 海外社会保障研究, 145：89-97, 2003
24) Tani Y, Kondo N, Sasaki Y, et al：Childhood socioeconomic status and onset of depression among Japanese older adults：the JAGES prospective cohort study. Am J Geriatr Psychiatry, 24（9）：717-726, 2016

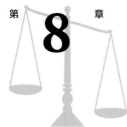

第 8 章

ポジティブな「生き抜く力」は命を救う

ストレス対処能力

　生きるのは，大変である。仕事もだが，家事も育児も，職場・家庭内の人間関係も，私たちに緊張をもたらす。それらをうまくこなさなければならない。さらに病気や不本意な早期退職・転職，死別など，喪失・挫折体験を伴うライフイベントに加え，将来への不安（筆者の場合には次々と迫ってくる締め切り）など，緊張やストレスの原因（ストレッサー）を数え上げたらきりがない。

　しかし，端からみると「ストレスに強い」あるいは「まるで緊張感を楽しんでいる」ようにみえる人すらいる。ストレスに対処する能力，あるいは「生き抜く力」には，人により大小があるようだ。

　前章まで，社会経済的要因が身体的健康に影響しており，その間をつなぐものとして，主観的健康感やうつに代表される主観的・心理的要因や認知が重要であることを述べてきた。その根拠は，①同じ健康状態でも，それをネガティブにとらえて（認知して）いる主観的健康感が低い人では死亡率が高いこと，②逆にポジティブに認知すればうつ状態も改善しやすいなど，健康を維持・回復しやすいと実証されていること，そして，③社会経済的条件に恵まれない人ほど，ストレッサーにさらされ，ネガティブな認知をしている場合が多く，うつ状態や不安で苦しんでいる人が多い傾向があることであった。

　本章では，なぜそのような傾向が生まれるのかを考える。そして図 8-1 に示したように，社会経済的要因と，主観的健康感やうつなど主観的・心理的要因の間には，ある種の「生き抜く力」を位置づけることで説明できるという理論仮説を示したい。

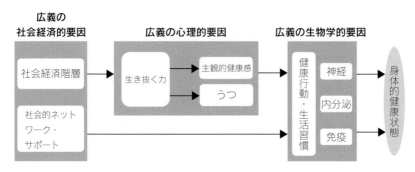

図 8-1　社会経済的要因が身体的健康に影響する経路

ポジティブな主観的認知は客観的な回復をもたらす

　客観的な状況は同じでも，それをポジティブにとらえる（認知する）か，ネガティブにとらえるかで，その後の身体的健康に違いが出てくることが，いろいろな形で実証されている。もう一例挙げておこう。

　対象は，心筋梗塞を初発した男性患者 70 人である[1]。発病後 4〜5 日目に，過去数日間の回復の程度やこれからの回復予測を，本人に主観で答えてもらった。一方，主治医には第 6〜8 病日に，医学的に見た回復度を「非常に遅い」から「非常に早い」までの 5 段階で評価してもらった。医師は，心電図所見や心臓エコー所見，続発した狭心症や再発などをもとに，重症度や合併症の複雑さなども考慮し，客観的かつ総合的に評価した。

　その結果，医師が客観的にみて同等の重症度や合併症をもっていた患者であっても，患者自身が主観的に「回復がよい」と思っていたほど，その後の回復が客観的にもよいことが示されている。では，客観的には同じ状況にさらされているのに，なぜ人により主観的な認知に違いが生まれてくるのであろうか。これが本章のテーマである。

笑いは健康によい？

　笑いが健康によいことが徐々に裏付けられている。例えば，日本の高齢

者を対象にした縦断研究で，ほとんど笑わない人たちは，よく笑う人たちに比べ要介護認定を受ける確率が 1.4 倍も高い[2]。

　笑いの治療効果を検証した無作為化対照比較研究（RCT）のメタ分析の結果も相次いで報告されている[3, 4]。それらによれば，笑いは，不安やうつに対する治療効果がある。興味深いことに，自然に笑うよりも，ユーモアなどによらず，笑うのを模倣する（simulated laughter）ほうが，効果が大きい傾向があるという[5]。まさに哲学者のアランがいうように「悲観主義は気分だが，楽観主義は意志である」。

🌐 人生における指向性

　前述した 70 人の初発心筋梗塞患者の研究では，同時に人生における指向性（life orientation）に関しても尋ねている[1]。「どのようなことが起きたとしても，そのなかには何かしらよいことがある」「悲痛や苦難は人を強くする」「人生は虚しい」など 11 項目に，「全くその通り」から「全くそうは思わない」までの 4 段階で答えてもらう。そこから「人生前向き度」（positive life orientation）得点を求めている。

　また，本人によるコントロール感（perceived controllability）も尋ねている。仕事上の成功や家族の幸せ，健康，経済的安定，将来の幸せなど 8 項目について，「（自分では）コントロールできない」から「完全に（自分で）コントロールできる」までの 5 段階で評価してもらうものである。これは，認知されたコントロール能力（perceived ability to control）やコントロール感（sense of control）[6]，さらにはコントロールしているものが自分の外部にあるか内部にあるかを問うコントロール所在（locus of control：LOC）[7] などと似た概念である。

　これらの人生前向き度が高いほど，そして（自己による）コントロール感が高いほど，過去数日間の患者の主観による回復度も，その後の回復度予測も高くなっている。そして医師が評価した客観的な回復度も高かった。

　つまり，同じように心筋梗塞という不幸な事態に陥っている最中においても，人生に前向きで物事のよい面をみようとする人ほど，また運（命）まかせでなく「自分の幸せは自分の手でつかむ」という姿勢の強い人ほ

ど，自らの命を救い，心筋梗塞からの回復というよい面や幸せを，実際に自分の手で（考え方や認知の仕方によって）つかんでいるのである。

「生き抜く力」と関連する概念

　認知や評価が積極的か消極的かという指向性と関連する概念には，上記の他にも自己効力感（行動を起こす前にその人が感じる遂行可能感，self-efficacy)[8-10]，自尊感情（自己の価値や能力の感覚，self-esteem)[11]，後述する首尾一貫感覚（sense of coherence：SOC)[12]，やり抜く力（grit)[13] など，重なり合う概念がいくつも提唱されてきた。SOC を提唱した Antonovsky（アントノフスキー）も，SOC と他の概念との類似性・不一致点について多くのページを割いている。ここではとりあえず，これらをひっくるめて「生き抜く力」と表現しておこう。

　例えば，初めての仕事に取り組むときには「初めてだから，うまくやれる自信がない」という人が多いだろう。しかしなかには「今度の仕事は初めての挑戦だが，やりがいのある仕事だ。私は，今までいろいろな初体験の仕事を何とかやりこなしてきた。だから，今度もきっとうまくやれる」と心の準備をし，自分を励まし，精力を傾けて取り組む人がいる。おそらく後者のタイプのほうが，実際にうまくやれることが多いであろう。これが「生き抜く力」の強い人のイメージである。

　「生き抜く力」は，「外向的」「内向的」「神経症的傾向」「律儀さ」などの性格（パーソナリティ）とは異なる概念である。外向的な性格の人のなかにも，周りに過剰に適応してくたびれてしまう，自己の不全感が強いなど，「生き抜く力」が強いとはいえない人はいる。一方，神経症的傾向はあっても，そのことを自分の変えられない性分として受け止め，いろいろな心配な事態に備えて万全の準備をしているような「生き抜く力」が強い人もいる。

　このような「生き抜く力」は，医療や保健・健康づくりの分野でも注目されている[7, 12, 14]。これらの力が強い人のほうが，自分が成功したときの姿を思い描く力が強く，それに向けて自分をコントロールする力が強い。そのためダイエットや禁煙，運動習慣の継続など，健康行動を変えるのに

成功することが多く，疾患からの回復もよいと期待されるからである。

　これらを重視する立場から，健康教育・指導などにおいて，自己肯定感を高め「生き抜く力」を強化・エンパワメントするアプローチの重要性が指摘されている。逆にいえば「たばこをやめなければ，がんになりますよ」などと脅かして，相手を萎縮させるようなやり方への警告である。

🌐 ストレス対処能力，SOC（首尾一貫感覚）

　筆者が知り得た「生き抜く力」類似概念のなかで，最も包括的で，社会経済的要因の影響までをその理論体系に取り込んでおり，説得力があるのは，前述した Antonovsky による SOC である[12]。今ではメタ分析で死亡率を抑制することが報告[15]されている，ストレス対処能力あるいは健康保持能力である SOC を紹介しながら，「生き抜く力」について考えてみよう。

　SOC とは，自己に対してだけでなく，環境や生活のなかで起きる物事を，どのようにとらえるのかという「（生活）世界規模の指向性」であり，それらが首尾一貫しているという「確信の感覚」である[12]。それは，比較的固定的である性格特性やパーソナリティとは異なる。変動するという意味で「ダイナミックではあるが持続する」指向性である。生活のなかの出来事には何らかの意味があり，把握可能で，適切に処理可能であるという確信で，3つの下位概念「有意味感」「把握可能感」「処理可能感」からなる。以下でそれぞれについて解説する。

● 有意味感

　有意味感とは，「動機づけ」の要素であり，「人生を意味があると感じている程度」である。

　SOC の弱い人には「絶望」や「無気力」がみられ，「人生には特に重要と思えることがほとんどない」と考えている。それに対し SOC の強い人は，エネルギーを投入して関わる価値がある「意味のある」領域をもっており，それには「希望」と「興奮」「参加」「自発的な意志」という言葉が似つかわしい。その領域において，不幸にもつらい経験が課されたときに

ニコニコしているわけではないが，それを試練や挑戦として進んで受け止め，感情やエネルギーを投入する。

SOC の強い人の特徴は，「有意味な領域」の境界に柔軟さがあることで，その領域を新しい領域に変えたり，狭く（あるいは広く）したりできることである。

例えば，退職期になれば有給の仕事を徐々に有意味な領域から外す代わりに，コミュニティ活動など新たな領域を切り拓く。また，どうしても耐えられないほどの負荷がかかるときには，領域を狭め，その負荷を有意味な領域の外で起きていることとみなす柔軟さがある。領域の外で起きている問題や緊張は，「大した問題でなく，それほど重要なことでもない」と開き直り，ストレス反応を軽減できる。ただし，領域を狭くしすぎて，本当に重要な 4 つの領域——内的な感情，身近な人間関係，主要な活動，存在に関わる問題（死，避けられない失敗，欠点，葛藤，孤立）——まで領域の外に押しやることはしない。

●把握可能感

把握可能感とは，「自己や環境に起きている出来事を把握できる」という感覚である。

SOC の弱い人は，自己や環境を混沌としていて無秩序で予測不能なものととらえがちである。それに対し SOC の強い人は，自己についてはアイデンティティがしっかりしており，世界についても秩序や法則があると信じており，どちらも一貫して予測可能なものとみなしている。そして混乱した状況のなかでも，そのなかから何かしらの秩序やストーリーを見出し，説明することは可能であると確信している。

●処理可能感

処理可能感とは，「人生における出来事は対処可能な経験である」とみなしている感覚のことである。

それは「物事はうまくいくであろう」という確信や，コントロール所在（LOC）で測定される「自分 1 人でコントロールできる」という「常に勝者・強者」的感覚にとどまるものではない。人生には大変な困難が起こる

ものだが，それらは応じることが可能な試練・挑戦であり，自分には耐えうるものである。そして，悲しむことや不安になること，実現不可能なこともあるが，だからといっていつまでもそれに囚われ続けてはいないであろうという確信を含む。また，1人だけで戦うと気負うこともない。自分が信頼している配偶者，友人，同僚，指導者，医師などからの協力や支援を，自由に受けられると感じている程度を含むものである。

これらの「実現不可能なことに対する期待を抑制すること」や「変えることが不可能な出来事に，理由と意味を見出すこと」「正当な他者（legitimate others）」への委任なども，処理可能感には含まれる。

対処行動（coping）との関係では，SOC の高い人の特徴は，手抜きせず真正面から積極的な問題解決型の対処行動を常にとることではない。むしろ，それが効果的でないと判断すれば，異なる対処法をとることができる柔軟性と多様な選択肢をもっていることにこそ特徴がある。

何が「健康」を生み出すのか

Antonovsky が SOC の概念を生み出すきっかけとなった研究も，実は社会疫学的な側面をもつ研究である[12]。その研究は，ナチスドイツの強制収容所から生還したユダヤ人女性の精神的な健康度を，そうでない対照群との間で比較したものである。健康不良な人は，対照群で5割だったのに対し，強制収容所経験者では7割と有意に多かった。予想通り，心的外傷（トラウマ）を引き起こす過酷な社会的経験が，その後の健康状態に影を落としていたのである。

しかし，Antonovsky は違うところに目をつけた。強制収容所であれほど過酷な経験をしながら，精神的な健康を保持している女性が3割もいたという側面である。ストレスフルな経験にさらされても，それに耐え抜き「健康を保持する力」があるのではないか。それを明らかにすることに力を注ぐなかで生み出された概念が SOC である。疾患の原因や危険因子を探し出す従来の疾病生成論と一線を画す，健康を保持したり生み出したりする要因（salutary factor）を探し出す，健康生成論の立場に立ったのである。

　考えてみれば，緊張やストレスの全くない生活や人生などありえない。100歳まで生きた人を対象にした研究でも，決して無病の人ばかりではない。Evert（エバート）ら[16]によれば，100歳まで無病であったのは男性で32%，女性で15%である。病気になってもそこから立ち直った，あるいはうまくコントロールしてきた人のほうが多いのである。

　つまり，健康に恵まれている人は，ストレッサーが少ないという幸運に恵まれているだけでなく，次々とやってくるストレッサーにうまく対処する「生き抜く力」が大きいと考えられる。それを裏づけるように，コントロール感（やコントロール度）[6]，あるいはSOC[17]が高い群で健康度が高いことを示す研究が蓄積されてきている（column 8-1，115頁）[18]。

　そして，コントロール感やSOCが高い者において，ストレス緩和作用や，カテコールアミンやグルココルチコイド分泌などの自律神経系，内分泌系，免疫系の反応，健康行動などが望ましい状態である人が多いことが報告されている[6, 19]。これらが健康に影響を及ぼす生物学的な作用経路であることが示唆される。

「生き抜く力」とストレス対処

　では「生き抜く力」が強い人の場合，緊張状態をどのようにして乗り切るのであろうか。Antonovskyの述べていることを参考に[12]，筆者の考えを交えたモデル（図8-2）に沿って述べてみよう。

●認知プロセス

　まず，生活上の出来事や客観的状況において緊張が生まれた場合，それを悪性のストレスと認知するのを防御するいくつものプロセスがみられるであろう。この段階では，有意味感や状況把握感が重要な役割を果たす。

　最初に状況の把握に努め，その緊張や負荷が「有意味な領域」内のものか否かを判断する。もし，有意味な領域の外のものであれば，無視するか，緊張を高めない形で処理してしまう。有意味な領域内の場合にも，それをネガティブなものでなく，できるだけポジティブなものとして認知する。

　ストレッサー（ストレスを引き起こすもの）と呼ばれることから，それ

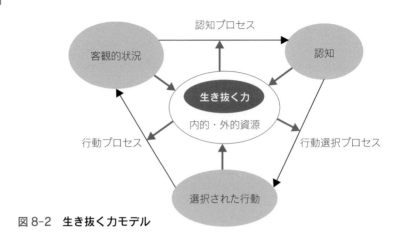

図 8-2　生き抜く力モデル

　らは常に避けたほうが望ましいように思えるが，生きるうえで，適度な緊張や負荷は有益である。例えば筋力の場合を考えてみると，過負荷は筋肉を破壊するが，負荷が全くない不活発な生活ならば廃用性筋萎縮が生じて筋力低下を招く。筋力を維持したり強くしたりするには，適度な負荷が必要である。

　ストレスの1つには「退屈」もあるのだ。緊張や負荷がもつ，生きていくのに不利で悪い側面だけでなく，よい（少なくとも中立的な，あるいは避けがたい）側面に着目するのである。これが Selye のいう「よいストレッサー」であり，Antonovsky が強調したストレスと区別されるべき「緊張」であろう。

　さらに，どうみてもネガティブな場面で，悲しみや怒りの感情が湧いてきても，「生き抜く力」が強い人は，そのことを受け入れる。しかし，悲しみの虜になったり，激怒して周りに当たり散らしたりするようなことは少ない。生活上の避けがたい困難に対しては，それを耐えるべき試練・挑戦ととらえ対処する。生活世界のすべての出来事には，何かしら意味があり，対処もできると確信しているからである。

　「変えられないものを受け入れる心の平安と，変えられるものを変える勇気を，そしてその二つのものを見分ける賢さをお与えください」（ニーバーの祈り）を想起させる。

ストレス対処能力 SOC と健康，そして社会階層

　ストレス対処能力とされる SOC（本文参照）のストレス緩衝作用や，社会階層との関連を分析した。対象は，AGES プロジェクト（column 1-2，7 頁）データの 3 万 2891 人である*。

　SOC 得点は，短縮版 SOC 尺度（13 項目）を用い測定した（range 13～91，α 係数 0.91）。平均値は 63.2±標準偏差 12.5 点で，3 分位点を基準に，低群（56 点以下），中群（57 点以上 69 点以下），高群（70点以上）の 3 群とした。点数が高いほど SOC が強いことを意味する。

◉ストレス対処能力 SOC の健康への直接効果

　男女ともに，SOC 低群（ストレス対処能力が弱い）ほど，主観的健康感がよくない者やうつ状態の割合が有意に高かった。例えば，男性の主観的健康感がよくない者の割合をみると，SOC 高群で 18.5%，SOC 中群で28.3%，SOC 低群で 39.1% と増加していた（p＜0.001，年齢調整済）。

◉ストレス対処能力 SOC の緩衝効果

　SOC に理論通りストレスのインパクトをやわらげるストレス緩衝効果があるならば，SOC 得点が高い人ではストレッサーが強度であっても心身健康が悪化しにくく，逆に SOC 得点が低い人では少しのストレッサーでも心身健康が悪くなるはずである。

　図に，仕事からの引退や配偶者との死別など，7 種のストレスフル・ライフイベントを 1 年間に経験した数と，うつ状態割合を，SOC の 3 群別に示した。

　SOC 低群ほど，ストレスフル・ライフイベント数の増加に伴ってうつの割合が大きく増加し，SOC 高群では増えていない。つまり，ストレス対処能力 SOC の強い人は，多くのストレッサーがあっても健康が損なわれにくいということが支持された。なお，主観的健康感では，このようなストレス緩衝効果は認められなかった。

◉ SOC と社会階層との関連

　教育年数，等価所得（世帯所得を世帯人数の平方根で除したもの）とSOC 得点の関連をみると，男女のいずれにおいても，教育年数が長く所得が高くなるほど SOC 得点も高いという有意な関連が認められた（p＜0.001，年齢調整済）。

　男性を例にとると，教育年数が 13 年以上では SOC 得点の平均が 66.6

であるのに対して，10〜12年では65.2，6〜9年では62.6，6年未満では58.7と低かった。

■文献
* 吉井清子，近藤克則，平井寛，他：日本の高齢者―介護予防のための社会疫学的大規模調査，ストレス対処能力SOC（sense of coherence）と社会経済的地位と心身健康．公衆衛生，69：825-829，2005

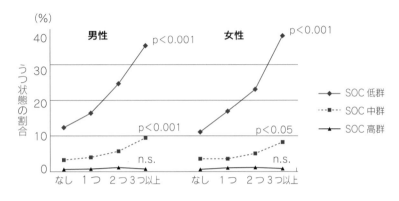

図　ストレスフル・ライフイベント数とうつの関連（SOC 3 群別）
〔吉井清子，近藤克則，平井寛，他：日本の高齢者―介護予防のための社会疫学的大規模調査，ストレス対処能力SOC（sense of coherence）と社会経済的地位と心身健康．公衆衛生，69：825-829，2005〕

●行動選択プロセス・行動プロセス

　次の，行動に移す段階では，状況把握感と処理可能感が重要な役割を果たす。

　一般に，状況把握をする前からやみくもに行動すれば，効果的に対処できる可能性は低くなるであろう。しかし，「生き抜く力」の強い人は，問題に適切に対処するのに必要な状況把握はある程度可能と感じているので，その努力をする。その結果をふまえ，多くの行動の選択肢（行動しないという選択肢も含む）のなかから，最も効果的と思われる方法を選ぶ。これらの過程で，1人では確信がもてないときには，信頼する人に相談したり助言を受けたりすることも選択肢のなかには入ってくる。

　また，いったん行動に移した後も，その方法が効果を上げているかという状況把握に努め，効果を上げていなければよりましな他の方法がありうるかを吟味し，必要なら軌道修正する。そんなある種の冷静さや賢さももっている。

🌐 学習される「生き抜く力」

　「生き抜く力」やSOCが強い人は，図8-2（114頁）のようなプロセスで緊張・ストレスへの対処に成功すれば，ますます有意味感や状況把握感，処理可能感を高めるであろう。

　ただし，「生き抜く力」が強ければ常に問題解決ができるというわけではない。しかし，うまくいかない場合にも，状況把握や対処方法がなぜ誤っていたのかと考え，教訓を学びとり，新たな選択肢を増やす。つまり，失敗した場合ですら（それがある程度の範囲内であればだが）「失敗から教訓を学べる」「失敗することにはやはり意味がある」と総括するであろう。

　かくして，緊張や負荷に押しつぶされない「生き抜く力」は，学習され強化される良循環を形成していく。言い換えれば，ストレッサーや認知されたストレス，ストレス反応にも，ネガティブで悪いものだけでなく，ポジティブでよい結果をもたらすものがありうるのである。

　逆に「生き抜く力」の弱い人では，上記のプロセスで，悪循環が起こるであろう。「人生に意義を見出す望みがない」と考えたり無力感を感じていたりするところに，困難な出来事や緊張が加われば，「やはり私は不幸な運命のもとにある」と受け止め，どうせ不幸な運命は定まっているからと，何も手立てをとらなかったりやみくもに反応したりする。結果として対処に失敗すれば，「やはり今度もダメだった」と無力感を強める。無力感を学習してしまうのだ（18頁参照）。

　問題がうまく解決した場合にも，「たまたま悪いことが小休止しただけで，いずれまた悪いことが起きるに違いない」と予期してしまう。悪いことが起きれば，例えそれがごく小さなものであっても「やはり悪いことが起きた」と確信する。このような無力感を学習することを繰り返していれ

ば，不安やうつ状態に陥ることも不思議ではない。

　以上，強弱の両極端を示したが，実際には多くの人は，これらの中間の
どこかに位置すると考えられる。いずれにしろ上記のプロセスのあらゆる
段階において，「生き抜く力」の強弱が，認知プロセスや行動選択プロセ
ス，そして行動プロセスに影響を与える（図 8-2，114 頁の外向きの矢
印）。そして，それらの結果として客観的状況に差が生まれる。それは繰
り返され，強弱の差は拡大していくと考えられる。

　また，一連の認知・行動・客観的状況がよい（or わるい）ものである
ほど，「生き抜く力」に有利（or 不利）に影響するという逆向きの作用
（図 8-2 の内向きの矢印）もあると考えられる。つまり，認知・行動・客
観的状況と「生きる力」の間には相互作用があり，強弱の両端では良循環
や悪循環を形成しうると思われる。

外的資源としての社会経済的要因

　主観的・心理的要因の背景にある社会経済的要因は，図 8-3 のストレ
ス認知モデルや図 8-4 の認知行動療法モデルに示した「外的資源」に位
置づけられ，認知プロセスや，認知（されたストレス）が反応・行動を引
き起こすプロセスに影響する。

　外的資源が豊かな人は，認知されたストレスを緩和したり，歪んだ認知
を修正したりして，問題を解決しやすくする。一方，低学歴や低所得の層
では，その逆となる[20]。それらの結果，ますます主観的健康感は低くな

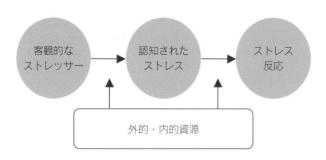

図 8-3　ストレス認知モデル

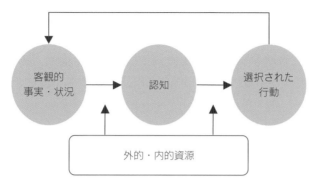

図 8-4　認知行動療法モデル

り，認知されたストレスは大きくなり，歪んだ認知を修正する機会に恵まれず，不安は高まり，二次性のうつ状態も招きやすくなる[21]。

社会経済的要因と「生き抜く力」

　では，社会経済的要因と「生き抜く力」や SOC とは，どのような関係にあるのであろうか。Antonovsky は 3 つの段階で関連しているとする[12]。

●問題対処の段階

　1 つは問題対処の段階で，ストレスに対処する際に動員される内的・外的資源のうち，心理・社会的な資源は，遺伝的および体質・気質的な要素とともに重要であると述べている。これらの要因を合わせて汎抵抗資源（generalized resistance resources）と呼んでいる。

　心理・社会的な資源の例として，モノ，カネ，知識，自我（アイデンティティ），社会的サポート，社会的ネットワーク，文化的安定などを挙げている。例えば，お金持ちで，高学歴で，社会的なネットワークからのサポートが豊かな人ほど，自らを価値ある存在と感じる機会は多いであろう。また社会的に価値を認められている人や物事へのアクセスが容易になるので，有意味感を高めるのに有利となる。さらに，モデルとなる多くの

人や事例から学べることで，より的確な状況把握をし，問題に対処できる可能性も高くなるであろう。

　実際に，学歴が高く経済状態がよい人ほど，SOCスケールの得点[12, 17, 22]やコントロール感[6]が高いことが，国内外で実証されている（column 8-1，115頁）。

●SOCの基礎が形成される段階

　もう1つ，汎抵抗資源が大きな役割を果たすのは，SOCの基礎が形成される段階であると述べている。SOCが強い人には，成人初期までに以下のような良質な人生経験がみられるという。

　両親や周りから無視や拒否をされるのではなく，尊重され方向づけられて育つことで，自分は大切にされる価値ある存在であることを学ぶ。また，生活が比較的安定していて，例えば誕生日パーティーなど家族の年間行事を繰り返し積み重ねるなかで，世界には秩序や一貫性があり，予測は可能であると理解するようになる。

　さらに，選択肢のなかから選ぶことなど，意思決定プロセスに参加する経験を奨励される。その選択肢は，過小負荷でも過大負荷でもないバランスのとれたもので，結果に影響を与えて成功体験を得られる可能性が高いものである。そのなかから，自らが積極的に関わればよい方向に結果を変えうること，うまくいけば周りから認められることも学習する。

　これらの経験がもつ3つの特性，すなわち「結果の形成への参加」「一貫性」「過小負荷・過大負荷のバランス」が，それぞれ有意味感，状況把握感，処理可能感の3つに結びついているとしている。このような生育歴・ライフコースにSOCが起源をもつとすれば，幼小児期の低い社会経済的状態が，成人後の不健康に関連していることも説明できる[23-25]。

●SOCから汎抵抗資源に向かう段階

　最後は，SOCから汎抵抗資源に向かう逆の因果関係である。SOCが強化されたことは汎抵抗資源を豊かにする方向に作用する。逆にSOCが弱くなることは資源が貧しくなる方向に作用する。

　これらプロセスを通じて，社会経済的要因をはじめとする内的・外的資

源は「生き抜く力」を育み，守り，強化する役割を担っている（図 8-2）と考えることができる。

第 8 章のまとめ

　第 4 章から本章まで，社会経済的要因が身体的健康に影響していること，およびその作用経路についての実証研究や理論を紹介してきた。それらと社会的サポート・ネットワーク（第 9 章）の関係をまとめて図 8-1（107 頁）に示した。

　これは，社会経済的要因と，うつや主観的健康感のような心理的・主観的要因など，いわば状態を表す要因との間に，社会経済的要因により形成され心理的要因を形成するダイナミックな要因として，「生き抜く力」を位置づけることを提唱するモデルである。図 8-2（114 頁）に示した「生き抜く力」モデルとともに，本書の初版（2005 年）当時には新しい理論仮説であったが，徐々に検証が進んできた。このことは，社会疫学により得られた研究成果を臨床や政策に活かすうえで，大きな意義をもつと考えている。

　それはなぜか。社会経済的要因が健康に強く影響するという社会疫学的な知見は，徐々に受け入れられてきたが，だからといって所得格差や社会階層を完全になくしてしまうことは不可能である。したがって，何らかの形で介入可能なポイントと方法とその効果を明らかにすることが必要である。さもなければ，これらの知見が，変えることができない運命論の根拠として悪用される危険性があるためである。SOC に代表される「生き抜く力」やその生成プロセスは，変えることができるポイントと考えられるからである。

■文献
1) Agarwal M, Dalal AK, Agarwal DK, et al：Positive life orientation and recovery from myocardial infarction. Soc Sci Med, 40：125-130, 1995
2) Tamada Y, Takeuchi K, Yamaguchi C, et al：Does laughter predict onset of functional disability and mortality among older Japanese adults? the JAGES prospective cohort study. J Epidemiol, 31（5）：301-307, 2020
3) Demir Dogan M：The Effect of Laughter Therapy on Anxiety：A Meta-analysis. Holist

Nurs Pract, 34（1）：35-39, 2020

4) Zhao J, Yin H, Zhang G, et al：A meta-analysis of randomized controlled trials of laughter and humour interventions on depression, anxiety and sleep quality in adults. J Adv Nurs, 75 （11）：2435-2448, 2019

5) van der Wal CN, Kok RN：Laughter-inducing therapies：Systematic review and meta-analysis. Soc Sci Med, 232：473-488, 2019

6) Rodin J：Aging and health；effects of the sense of control. Science, 233：1271-1276, 1986

7) 松本千明：医療・保健スタッフのための健康行動理論の基礎—生活習慣病を中心に. 75-85, 医歯薬出版, 2002

8) Bandura A：Self-efficacy；toward a unifying theory of behavioral change. Psychol Rev, 84：191-215, 1977

9) アルバート・バンデューラ（編）, 本明寛, 野口京子（訳）：激動社会の中の自己効力. 金子書房, 1997

10) 坂野雄二, 前田基成：セルフ・エフィカシーの臨床心理学. 北大路書房, 2002

11) 遠藤辰雄, 井上祥治, 蘭千寿編集：セルフ・エスティームの心理学—自己価値の探求. ナカニシヤ出版, 1992

12) アーロン・アントノフスキー（著）, 山崎喜比古, 吉井清子（監訳）：健康の謎を解く. ストレス対処と健康保持のメカニズム. 有信堂, 2001

13) アンジェラ・ダックワース（著）, 神崎朗子（訳）：やり抜く力—人生のあらゆる成功を決める「究極の能力」を身につける. ダイヤモンド社, 2016

14) 畑栄一, 土井由利子：行動科学—健康づくりのための理論と応用. 南江堂, 2003

15) Piiroinen I, Tuomainen TP, Tolmunen T, et al：Sense of Coherence and Mortality：A Systematic Review and Meta-Analysis. Psychosom Med, 82（6）：561-567, 2020

16) Evert J, Lawler E, Bogan H, et al：Morbidity profiles of centenarians：survivors, delayers, and escapers. J Gerontol A Biol Sci Med Sci, 58：232-237, 2003

17) 高山智子, 浅野祐子, 山崎喜比古, 他：ストレスフルな生活出来事が首尾一貫感覚（Sense of Coherence, SOC）と精神健康に及ぼす影響. 日本公衆誌, 46：965-973, 1999

18) 吉井清子, 近藤克則, 平井寛, 他：日本の高齢者—介護予防のための社会疫学的大規模調査, ストレス対処能力SOC（sense of coherence）と社会経済的地位と心身健康. 公衆衛生, 69：825-829, 2005

19) Nasermoaddeli A, Sekine M, Kagamimori S：Association between Sense of Coherence and Heart Rate Variability in Healthy Subjects. Environmental Health and Preventive Medicine, 9：272-274, 2004

20) Ferraro KF, Su Y：Financial strain, social relations, and psychological distress among older people；a cross-cultural analysis. J Gerontol B Psychol Sci Soc Sci, 54：S3-S15, 1999

21) Wittchen HU, Kessler RC, Pfister H, et al：Why do people with anxiety disorders become depressed?；a prospective-longitudinal community study. Acta Psychiatr Scand Suppl, 14-23, 2000

22) Kivimaki M, Vahtera J, Thomson L, et al：Psychosocial factors predicting employee sickness absence during economic decline. J Appl Psychol, 82：858-872, 1997

23) van de Mheen H, Stronks K, Looman CW, et al：Does childhood socioeconomic status influence adult health through behavioural factors? Int J Epidemiol, 27：431-437, 1998

24) Poulton R, Caspi A, Milne BJ, et al：Association between children's experience of socioeconomic disadvantage and adult health；a life-course study. Lancet, 360：1640-1645, 2002

25) Jefferis BJ, Power C, Hertzman C：Birth weight, childhood socioeconomic environment, and cognitive development in the 1958 British birth cohort study. BMJ, 325：305-308, 2002

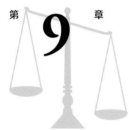

第**9**章

なぜ結婚や友達は健康に
よいのか

人間関係と健康

　結婚しない（かもしれない）人たちが増えている。一方で，結婚しても離婚する夫婦も 50 年で 2 倍に増え（年間約 19.3 万組，2020 年），その数は 1 年間に結婚するカップル数（約 52.6 万組，同）の 1/3 を超える。

　一見気ままにみえる「未婚」という選択も，不幸な結婚の解消でストレスが軽減するかにみえる「離婚」も，実は健康にはよくない。人間は，人々とのつながりを絶たれ孤独になると，機能が低下して健康まで損なってしまう社会的動物なのである。2021 年には，英国（2018 年）に続き日本でも孤独・孤立対策担当大臣が任命された。

人間関係と健康の位置づけ

　健康に影響する主な要因は，いくつかのレベルに分けて考えられる。中心に生物としての人間をおいて，図 9-1 のように同心円を描いたとしよう。生物・医学（bio-medical）モデルでは，健康に関することを，中心に近い個人固有の要因や生活習慣・健康行動で説明する。それに対し「社会的動物である人間」を対象とする社会疫学では，個人を取り巻く環境の影響を重視する。

　前章までに取り上げたのは図 9-1 のなかで最も外側に位置する社会経済環境要因や，個人の認知や生き抜く力など内側の要因であった。本章では，両者の中間に位置する人間関係と健康の問題を取り上げる。社会的支援が健康に有益であり，社会的孤立が不健康につながることの根拠は今や無視できないことを示し，なぜ人間関係が健康に影響するのか，関連する概念などについて述べる。

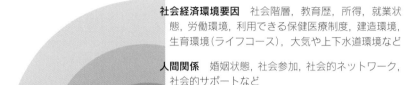

社会経済環境要因　社会階層，教育歴，所得，就業状態，労働環境，利用できる保健医療制度，建造環境，生育環境(ライフコース)，大気や上下水道環境など

人間関係　婚姻状態，社会参加，社会的ネットワーク，社会的サポートなど

生活習慣・健康行動　喫煙，飲酒，運動，食生活，体重など

個人固有の要因　年齢，性別，生き抜く力，遺伝子など

図 9-1　健康に影響する主な要因

🌐 社会的ネットワークと健康

　「人間関係は煩わしい」「1 人にしておいて欲しい」と思ったことがない人はいないだろう。しかし，それも程度問題である。社会的な（人々との）ネットワークが豊かな人に比べると，結婚をしておらず，家族や親族，友人との付き合いやグループ活動などにも参加しない社会的に孤立した人の健康状態は，身体的にも心理的・精神的にもよくない[1-3]。システマティック・レビューによれば，人間関係の欠如・孤立は 1 日 15 本の喫煙に匹敵するリスクである[1]。

　また社会的サポートの欠如が，虚血性疾患の発症や予後不良の予測因子であることも，システマティック・レビューにより明らかにされている[4]。以下では全死因死亡率についてみてみよう。

● 社会的ネットワークと死亡率

　初期の有名な報告が，米国カリフォルニア州アラメダ郡の 30～69 歳の住民 4725 人を追跡した大規模なコホート研究である[5]。

　1965 年の追跡開始時に，4 つの社会的なつながり——「結婚」「親族や友人との接触」「教会の活動」「他のフォーマル（公式）あるいはインフォーマル（非公式）なグループ活動」——の有無について尋ねた。これらを合わせて社会的ネットワーク指数を求めたところ，この得点が低く社会的に孤立している人は，得点の高い人に比べ，9 年後の死亡率が 1.8～

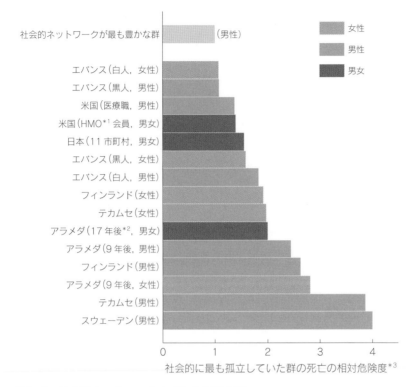

図 9-2　社会的ネットワークの乏しさと死亡率

House[2] が図示しているデータに，1996 年までに報告された 4 文献[6-9] のデータを追加した。国名でないものは，すべて米国の地域名。
＊1：Health Maintenance Organization
＊2：38～49 歳
＊3：社会的ネットワークが最も豊かな群の死亡率を 1 としたときの相対危険度[6-9]

4.6 倍も高かった。また，病気がちな人や社会階層が低い人たちほど，外に出る機会が減ったり，社会的に孤立しやすかったりする可能性があるので，1965 年当時の身体的健康状態や社会経済的状態，喫煙，肥満，アルコール摂取，身体活動量，予防的医療の利用などの交絡因子を統計学的に調整している。それでもやはり社会的孤立は，高い死亡率の予測因子だったのである。その後，社会的ネットワークと死亡率の関係を追試したコホート研究が多数行われた（図 9-2）[2, 6-9]。米国[6-8] だけでなく，日本[9, 10]，

フィンランド，スウェーデン，英国[11] でも追試され，システマティック・レビューなどにまとめられている[1-4]。

🌐 結婚と健康

　家族社会学者の Ross（ロス）らが，家族が健康に与える影響に関して，「結婚」「育児」「女性の就労」「家族の社会経済的状態」の 4 つについて包括的な文献レビューをしている[12]。ここではそのなかから結婚の影響を紹介する。

　結論からいえば，結婚している人は，未婚の人や離別や別居・死別した人（以下，非婚者）に比べ，身体的に健康で，心理的に幸福（well-being）で，死亡率は低いと報告されている。その恩恵は，男女ともにみられるが，男性でより大きい。

●非婚者の健康

　非婚者の死亡率は，結婚している人に比べ，女性で 5 割高く，男性では実に 2.5 倍も高い。日本でも，未婚者の平均余命は結婚している人に比べて 1940 年には約 16 年，1980 年で 4〜7 年短かった[13]。特に多い死因をみると，喫煙やアルコールの影響が出やすい肺がんや肝硬変，自殺や不慮の事故によるものなどである。

　不健康な（行動をとる）人ほど結婚しないという選択バイアスを考慮する必要があるが，少なくともこのバイアスではすべてを説明できない[12, 13]。

　非婚者は心理的にも，孤独感や不安，うつなどが多い。ただし，Rossらが紹介しているのは，未婚者のほとんどが一人暮らしである海外の知見である。結婚するまで親と同居することが珍しくない日本人でも，果たして同じような心理的な健康への影響がみられるのであろうか。

　筆者らは日本の 29〜39 歳の女性を対象に，結婚歴と心理的健康の関連を報告した（column 9-1）[14]。過去 1 年間に「うつ状態など精神的な問題があった」と答える（起こりやすさを表す）オッズ比は，初婚を 1 として，未婚で 4.9，離婚で 8.1，再婚で 10.2 であった。日本においても，や

はり非婚者では4〜8倍も，精神的な健康を損ないやすいことが確認された。

　一方，離婚者よりも再婚者において精神的健康状態が悪い者が多いとする報告が，日本ではほかにもある。しかし米国ではみられないので，今後の比較研究の1つの課題である。

column　9-1

結婚と心理的健康──背景としての社会経済的要因

　未婚・初婚・離婚・再婚である人の間で，心理的な健康面に差はみられるのか，みられるとしたらその背景に社会経済的要因が影響しているのかを明らかにするため，以下のような分析を行った*。

　用いたデータは家計経済研究所が行った「消費生活に関するパネルデータ」（1999年）で，29〜39歳の女性1196人である。「この1年間にうつ状態など精神的な問題があった」と答えた者と関連する要因について，ロジスティック回帰分析を行った。

　その結果，心理的健康問題と年齢，同居人数，年収との間には統計学的に有意な関連はみられず，学歴が中学校卒（高校中退を含む）の場合でオッズ比が11.4と有意に高かった。

　そこで，学歴の影響を考慮（変数を同時投入）したうえで，結婚歴と心理的健康問題との関連を検討したところ，初婚における心理的健康問題の発生確率を1としたとき，未婚で4.9，離婚で8.1，再婚で10.2と，いずれも有意に高いオッズ比が得られた。つまり，心理的な健康問題は，初婚者で少なく，未婚，離婚，再婚の順に高くなっていた。一方，同時に投入した学歴のオッズ比は有意ではなくなり，中学校卒が離婚や再婚を経験する確率は，大学卒の19.4倍であった。

　これらのことから，この年代の女性では，初婚者に比べて未婚・離婚・再婚者で心理的健康問題をもつ場合が多いこと，学歴という社会経済的要因は，心理的健康に直接影響するよりも，離婚や再婚者が増えるという経路を介して，心理的健康に影響する可能性が示された。

■文献
＊ 馬場康彦，近藤克則，末盛慶：結婚と心理的健康─背景としての社会経済的地位．季刊家計経済研究，58：77-85，2003

●配偶者との死別の影響

　結婚が健康によいとすれば，配偶者との死別は，残された者の健康にどのような影響を与えるのであろうか。死別後の反応として，うつ[1, 2]や不安[1]が多いことが知られているが，それだけにとどまらず，認知機能が低下[3]し死亡率[12]も高くなる。それらは配偶者の死亡直後（6か月以内）に最大となり，死亡率の増加率は死因により異なるが5〜150%だという。また，女性よりも男性のほうが健康への悪影響は大きい[12]。

なぜ結婚は健康によいのか

　なぜ結婚は健康によいのか，3つの説明（仮説）が試みられている[12]。①情緒的なサポートを中心とする社会的サポートがあること，②経済的な安定があること，そして，③同居人がいることである。

●社会的サポート

　①のように配偶者による社会的サポート（支援）により健康がもたらされる機序にも4つある[12]。

　第1に，情緒的なサポートである。これは，自分のことを心配し，愛し，尊敬し，人として価値ある存在とみなしてもらっているという認知のことである。結婚している人は，この情緒的サポートを中心とする社会的サポートを受けていると答える者が，非婚者よりも多い。また，この情緒的サポートには，うつや不安，病気，死亡率を抑制する作用があることが知られている。もちろん不幸な結婚もあるが，非婚者よりも苦悩（distress）が強い人はわずかに4%程度という。

　第2に，健康的なライフスタイル（生活習慣）になることである。結婚している人のほうが，禁煙や，バランスのとれた食事，アルコールの暴飲を避けることなどを心がける人が多い。

　第3に，結婚している人のほうが，病気の早期受診や早期治療に結びつきやすい。

　第4に，家族の存在によって，病気からの回復が促進される。家族がいる人のほうが，心筋梗塞後や乳がん後のうつなどにおいて，感情障害の

回復を促進する効果がみられることが報告されている[12]。脳卒中患者でも，家族介護者がいるほうが，歩行自立する確率が高い[4]。

●その他の作用経路

②の作用経路は，経済的安定である。世帯所得は，未婚世帯よりも夫婦世帯のほうが1人あたりでみても多くなっている。経済的な豊かさが健康によい影響があることは，前章で述べた通りである。

③の作用経路は，同居人がいることであった。非婚者は一人暮らしが多く，これが孤独感の原因になる可能性がある。しかし，この仮説については，否定的な結果[12]と肯定的な結果[15, 16]の両方がある。

学際的な関心を呼んでいる「人間関係と健康」

以上，人間関係が，死亡率を含む身体的健康にも，心理的・精神的健康にも，強く影響していることを述べてきた。直感的・経験的に「やっぱり」と思っても，数字を初めてみた読者にとっては，おそらく想像以上の結果だったのではなかろうか。

少なくとも筆者は驚き，興味をもち，MEDLINEや医学中央雑誌で検索してみて，関連論文の増加ぶりに改めて驚いた。例えば，PubMedで「social support」をタイトルに含む論文を検索すると，1980年にはわずか10本だが，2000年には139本，2020年には1031本もヒットする。

その理由の1つは，このテーマが学際的な関心を集めることにある。死亡率との関連であれば疫学・公衆衛生学，禁煙や運動習慣など健康行動との関連であれば保健学・健康科学，ストレスを扱うのであれば労働衛生学，心身医学，精神医学，ストレス科学，行動医学，心理学（臨床，コミュニティ，社会），自殺の社会学，（社会）老年学，社会福祉学などから，いろいろなアプローチがなされている[3, 17, 18]。

社会的ネットワークと社会的サポートと社会参加

学際的なテーマでよくみられるように，人間関係と健康に関連する概念

表9-1　社会的ネットワークと社会的サポート

社会的ネットワーク（social network）	
・対人ネットワークの構造・量的評価 ・社会的サポートの提供者となる	
社会的サポート（social support）	
・対人支援の機能・質的評価	
【サポートの内容に注目】 ・情緒的サポート ・手段的サポート ・情報的サポート 【サポートの種類に注目】 ・客観的サポート 　存在しているサポート 　利用しているサポート ・主観的サポート 　認知・期待しているサポート	【サポートの適切さに着目】 ・肯定的な（positive）サポート ・否定的な（negative）サポート 【サポートの授受に着目】 ・受領サポート ・提供サポート

や定義，測定方法には，定まったものがない[3, 17, 18]。しかし，おおむね意見が一致している点を整理することには意味があるだろう。それが社会的ネットワークと社会的サポート（表9-1）である。

●社会的ネットワーク

　先に紹介したアラメダ研究で用いられた社会的ネットワーク指数がその典型例であり，その人がもっている人間関係の構造面を量的に評価する概念である。いくつかの領域（同居家族，親族，友人，地域，教会，組織など）の，何人くらいの人と，どれくらいの頻度で会ったり，電話や手紙でやりとりをしたりしているかを評価する。

　この社会的ネットワークが，次項の社会的サポートの提供者となる。両者を合わせて，社会的サポート・ネットワーク[18]や，社会的紐帯（social tie）[3]と呼ばれることもある。

●社会的サポート

　質的な側面や機能的な側面に着目した評価の概念を「社会的サポート」

と呼んで,「社会的ネットワーク」と区別することが多い。

　社会的サポートには,いくつもの下位概念がある。まず,サポートの内容に着目して,すでに述べた情緒的サポートのほかに,(介護や金銭的援助などの)手段的サポート,情報的サポートに分ける。また,サポートを実際に利用しているか,今は利用していないが必要となれば期待できると認知しているかを区別する試みもある。

　一方,客観的にはサポートが存在していても認知も利用もされていない場合がある。さらに,サポートが常に肯定的で望ましい内容とは限らない。時には,「余計なお世話」と感じられる否定的なネガティブサポートもある。加えて,サポートを受ける(受領する)ことではなくむしろサポートを提供するほうが効力感が高まる可能性や,受領と提供のバランスがとれていることが重要である可能性も指摘され[3]支持する報告もある[19]。

●社会参加

　社会的サポート・ネットワークを増やす方法の1つが,地域にあるスポーツ・趣味・ボランティアの会や町内会などに参加することである。高齢でも就労する人が増えているので,就労を社会参加に含める考え方もある。逆に,社会的サポート・ネットワークがあることも,新しい社会参加につながる。

　そして,これらの社会参加が,うつ[20]や要介護認定を受ける確率[21-24]を抑制することが多数報告されている。

　また,何らかの役割をもたない参加者(一般参加者)に比べ,会長や世話人などの役割をもって参加している人のほうが,うつ[25]や認知症[26]の発生リスクが低いこともわかってきた。さらに,参加するグループの数[23, 24]や頻度[20]が多いほどリスクが低いこと,グループの種類によってリスク抑制の程度が異なること[20, 23, 24],スポーツ,趣味,ボランティアなど,出入り自由で参加者同士の関係が水平的なグループのほうが,上下関係がある垂直的なグループよりも,健康の維持効果が大きいことが報告されている[27, 28]。

健康への主効果とストレス軽減効果

　社会的サポート・ネットワークが健康に及ぼす効果には，主効果（または直接効果）とストレス緩和効果（または間接効果）の2つの考え方がある[2,3,18]。

　主効果とは，ストレスの有無にかかわらず，主に社会的ネットワークが健康度を高め，逆にいえばその欠如（社会的孤立）自体がストレッサーとなり健康に悪影響を及ぼすという考え方である。一方，ストレス緩和効果とは，ストレッサーにさらされている場合に，主に社会的サポートがその影響を緩和する効果をもっているとする。これまでの研究で，この両方の効果がともに示されている。

第9章のまとめ

　多くの研究課題が指摘されている[2,3]が，ここでは，2点だけ挙げておこう。第1は，いろいろな類似概念（表9-1）の理論的実証的研究に基づく整理である。第2は，介入方法の開発である。

　両者において重要と思われる視点の1つに，社会的ネットワークや，地域グループへの参加のしかたによる違いがある。役割があり，数が多く，種類によって最適な頻度が異なることがわかってきた。今後さらに種類の組み合わせ，多世代，異性との交流などによる違いがあるのかなども，支援方法を考えるうえで欲しい情報である。

　社会的サポートについても，受けるばかりでなく，「困ったときにはお互い様」という互酬性に基づく「持ちつ持たれつ」の関係のほうが，より積極的である。筆者らも，受領も提供もあるような積極的な関わりのほうが，健康への（特に予防的な）影響が大きいことを実証しつつある（column 5-1，75頁）[19,29]。これらの検証を重ね，より有効な社会的サポート・ネットワーク，社会参加の支援方法の開発が課題である。

■文献
1) Holt-Lunstad J, Smith TB, Layton JB：Social Relationships and Mortality Risk：A Meta-

analytic Review. PLoS Med, 7（7）：e1000316, 2010

2）House JS, Landis KR, Umberson D：Social relationships and health. Science, 214：540-545, 1988

3）野口裕二，杉澤秀博：社会的紐帯と健康．折茂肇（編）：新老年学．1343-1348，東京大学出版会，1998

4）Hemingway H, Marmot M：Evidence based cardiology；psychosocial factors in the aetiology and prognosis of coronary heart disease. Systematic review of prospective cohort studies. BMJ, 318：1460-1467, 1999

5）Berkman LF, Syme SL：Social networks, host resistance, and mortality；a nine-year follow-up study of Alameda County residents. Am J Epidemiol, 109：186-203, 1979

6）Kawachi I, Colditz GA, Asherio A, et al：A prospective study of social networks in relation to total mortality and cardiovascular disease incidence in men in the United States. J Epidemiol Community Health, 50：245-251, 1996

7）Seeman TE, Kaplan GA, Knudsen L, et al：Social network ties and mortality among the elderly in the Alameda County Study. Am J Epidemiol, 126：714-723, 1987

8）Vogt TM, Mullooly JP, Ernst D, et al：Social networks as predictors of ischemic heart disease, cancer, stroke and hypertension；incidence, survival and mortality. J Clin Epidemiol, 45（6）：659-666, 1992

9）Sugisawa H, Liang J, Liu X：Social networks, social support, and mortality among older people in Japan. J Gerontol, 49（1）：S3-13, 1994

10）岡戸順一，星旦二：社会的ネットワークが高齢者の生命予後に及ぼす影響．厚生の指標，49：19-23，2002

11）Bennett KM：Low level social engagement as a precursor of mortality among people in later life. Age Ageing, 31（3）：165-168, 2002

12）Ross CE, Mirowsky J, Goldsteen K：The impact of the family on health；the decade in review. Journal of Marriage and the Family, 52：1059-1078, 1990

13）Goldman N, Hu Y：Excess mortality among the unmarried；a case study of Japan. Soc Sci Med, 36（4）：533-546, 1993

14）馬場康彦，近藤克則，末盛慶：結婚と心理的健康—背景としての社会経済的地位．季刊家計経済研究，58：77-85，2003

15）Nakagomi A, Shiba S, Hanazato M, et al：Does community-level social capital mitigate the impact of widowhood & living alone on depressive symptoms?；A prospective, multi-level study. Soc Sci Med, 259：113140, 2020

16）Nakagomi A, Shiba K, Kondo K, et al：Can social capital moderate the impact of widowhood on depressive symptoms? A fixed-effects longitudinal analysis. Aging Ment Health, 1-10, 2020

17）野口裕二：高齢者のソーシャルサポート；その概念と測定．社会老年学，34：37-48, 1991

18）福西勇夫（編）：ソーシャルサポート．現代のエスプリ．至文堂，1997

19）吉井清子，近藤克則，久世淳子，他：地域在住高齢者の社会関係の特徴とその後2年間の要介護状態発生との関連性．日本公衞誌，52（6）：456-467，2005

20）宮澤拓人，井手一茂，渡邉良太，他：高齢者が参加する地域組織の種類・頻度・数とうつ発症の関連—JAGES 2013-2016縦断研究．総合リハ，49（8）：789-798，2021

21）Kanamori S, Kai Y, Aida J, et al：Social participation and the prevention of functional disability in older Japanese：the JAGES cohort study. PLoS One, 9（6）：e99638-e47, 2014

22）Kanamori S, Kai Y, Kondo K, et al：Participation in sports organizations and the prevention of functional disability in older Japanese：the AGES Cohort Study. PLoS One, 7（11）：e51061, 2012

23）Ide K, Tsuji T, Kanamori S, et al：Social Participation and Functional Decline：A Comparative Study of Rural and Urban Older People, Using Japan Gerontological Evaluation

Study Longitudinal Data. International Journal of Environmental Research and Public Health, 17（2）：617, 2020

24）東馬場要，井手一茂，渡邉良太，他：高齢者の社会参加の種類・数と要介護認定発生の関連—JAGES 2013-2016 縦断研究．総合リハ，49（9）：897-904，2021

25）Takagi D, Kondo K, Kawachi I：Social participation and mental health：moderating effects of gender, social role and rurality. BMC Public Health, 13（1）：701, 2013

26）Nemoto Y, Saito T, Kanamori S, et al：An additive effect of leading role in the organization between social participation and dementia onset among Japanese older adults：the AGES cohort study. BMC Geriatr, 17（1）：297, 2017

27）Aida J, Hanibuchi T, Nakade M, et al：Effects of Vertical and horizontal social capital on oral health. 86th General Session and Exhibition of the International, American, and Canadian Associations for Dental Research. Toronto, Canada, 2008

28）Yazawa A, Inoue Y, Fujiwara T, et al：Association between social participation and hypertension among older people in Japan：the JAGES Study. Hypertens Res, 39（11）：818-824, 2016

29）斎藤嘉孝，近藤克則，吉井清子，他：高齢者の健康とソーシャルサポート——受領サポートと提供サポート．日本の高齢者——介護予防に向けた社会疫学的大規模調査，公衆衛生，69：661-665，2005

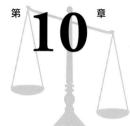

第**10**章 仕事と健康

職業性ストレスから健康経営まで

　多くの人が，1日の1/3（8時間）は働いている。パワーハラスメント
や不安定な雇用，長時間労働などの，職業に起因するストレスにさらされ
続ければ不健康になる。同じ人でも，勤め先がいわゆる「ブラック企業」
（長時間の残業やパワーハラスメントなどが横行する企業）か，そうでな
い「ホワイト企業」かで，健康もパフォーマンスも変わる。本章では，仕
事と健康を取り上げ，仕事に関わってどのような健康の社会的決定要因
（SDH）があるのかを探ってみよう。

　仕事と健康との関係を考えるとき，いくつかのレベルが想定できる。毎
日のように顔を合わせる同僚や上司・部下などの「職場レベル」，雇用形
態や人事制度などの「法人や企業レベル」，職業階層や労働法制など「社
会・国レベル」の順に，健康の決定要因をみていこう。

職場レベルにおける決定要因——職業性ストレス

　管理職，専門職，一般事務職，非熟練の現業部門などの職業階層によっ
て，公務員のなかにすら健康格差があることを第4章で紹介した。それ
を生み出している大きな要因と考えられるのが職業性ストレスである。

　職業性（労働関連）ストレスとは，「知識や能力と合致しない仕事上の
要求や圧力，また対処するのに能力を強く要求される困難な仕事内容から
引き起こされる，労働者の反応」[1]である。より大きなストレスにさらさ
れたり，それに対処するために必要な資源が足りなかったり，仕事に費や
す努力と報酬のバランスがとれない（不均衡状態）と感じたりする度合い

の違いが，職場における健康格差の原因となることがわかっている。

厚生労働省の労働安全衛生調査によれば，仕事や職業生活により「強い不安，悩み，ストレスを感じている労働者」の割合は半数を超え，2018年調査では58.0%，2020年調査では54.2%となっている。

●心臓に悪い仕事──要求-コントロールモデル

人は，仕事上で要求される業務量やスピード，責任，心理的負担などの「要求（demand）」が強いほどストレスを感じるが，それだけでは決まらない。いつまでに何を，どの水準でやるかなどを自分の裁量で決められる「コントロール」できる度合も影響する。コントロール度が高ければ，締め切りを少し延ばしたり，要求水準を少し下げたりして，ストレス状態を緩和できるからである。

職業階層別にみると，職業階層が上（管理職）の者ほど，要求度も高いがコントロール度も高い[2]。そして，要求度が高くコントロール度が低いと，文字通り「心臓に悪い」のである[2-4]。

●努力-報酬不均衡モデル

前述した，仕事に費やす努力と報酬のバランスがとれない不均衡状態による職業性ストレスをとらえようとするのが，努力-報酬不均衡（effort-reward imbalance）モデルである[2,5]。ここでいう報酬には，金銭的な給与だけでなく，仕事の重要度や興味，発揮できる能力，得られる賞賛，雇用の安定性や見通しなどが含まれる。多くの実証研究を通じて，このモデルが，先に紹介した「要求-コントロール（demand-control）モデル」とは異なった側面をとらえていることがわかっている[2,5]。

●生活習慣より職業性ストレス

1万308人の公務員を対象に，職業階層を3つに分けて比較した海外のデータを紹介しよう[6]。例えば，男性6895人における冠動脈疾患イベントの起こりやすさ（年齢調整オッズ比）は，職業階層の最上位層を1とすると，中位層で1.25倍，最低位層では1.5倍であり統計学的にもトレンド検定で有意に高い。

　階層が低いほど，喫煙，身体活動量，血圧などの冠動脈疾患の危険因子が多いため，年齢とこれらとを調整すると，最低位層のオッズ比は 1.3 まで下がるものの，統計学的にまだ有意である。つまり，これらの危険因子の分布の違いでは，階層間格差の一部しか説明できない。

　さらに，コントロール度など職業性ストレスと年齢とを調整すると，最低位のオッズ比は 1.18 となり有意でなくなる。つまり，生活習慣などの危険因子に加えて職業性ストレスも関与しているといえる。

●メタボリック・シンドロームのリスク

　メタボリック・シンドロームは，内臓肥満を基盤に，高血糖，高中性脂肪血症，高コレステロール血症，高血圧が複合することによって，心筋梗塞や脳卒中などの発症リスクが高い状態を指す。生活習慣病としてとらえられることも多い。

　このメタボリック・シンドロームも，職業階層が最高位の人に比べて最低位の人のほうが実に 2.33 倍も多い[7]。そして，職業性ストレスと社会的サポートもそれに関与している。

　1985〜1999 年の間に 4 回，仕事のコントロール度が低く社会的サポートが乏しい「ストレス状態あり」の有無と，メタボリック・シンドロームとの関係を調べた。ストレス状態が 1 回もなかった者に比べ，ストレス状態を 1 回，2 回，3 回以上経験した者では，それぞれ 1.12 倍，1.52 倍，2.39 倍もメタボリック・シンドロームが多くみられたのである（年齢，職業階層，生活習慣上のリスクの調整済）。

　メタボリック・シンドロームの職業階層間におけるオッズ比は，職業性ストレスを考慮すると 11% 減少した。生活習慣上のリスクも同時に考慮すると，統計学的に有意ではなくなった。つまり，職業階層によるメタボリック・シンドロームの観察割合の差は，生活習慣とともに職業性ストレスの差でかなり説明できることを意味する。言い換えれば，生活習慣の指導とともに，職業性ストレスの軽減をはかることの重要性を示唆している。

●ストレスを緩和するもの

同僚や上司からの社会的サポートが，職業性ストレスを緩和することは，以前から知られていた。これに関連して2010年前後から研究の蓄積が始まったのが，職場のソーシャル・キャピタル（第12章）である。

それまでと同じ自分なのに，雰囲気がよいチームに恵まれて，自分のよい面が周りから引き出される感覚を覚え，そこに行くことが楽しみであった経験はないだろうか。逆に，なぜか自分の力が発揮できず，気分が沈んでしまうチームに属した経験がある人もいるだろう。つまり，職場や社会環境も，そのなかにいる同じ人のパフォーマンスや健康に影響するのである。

職場がもつ特性の1つに，職域集団から得られる資源であるソーシャル・キャピタルがある。困っているとお互い様だからと手伝ってくれるサポートはもちろん，助けてくれるから信頼感が湧き，会議などでも笑いが起きる。仕事以外に，打ち上げや誕生日などいろいろな口実で開かれる飲み会などもある。そこでは仕事の悩みも聞いてもらえて，アドバイスや励ましを受け，笑い飛ばせる。そんな職場が，ソーシャル・キャピタルが豊かな職場である。

一方，どこか人間関係がギスギスしていて，会議でも笑いなど起きず，緊張しているため血圧も上がりそう，飲み会などやっても楽しそうではないので誰もやろうと言い出さない。そんな職場は，ソーシャル・キャピタルが豊かとはいえない。

ソーシャル・キャピタルが豊かな職場は，パフォーマンスが高く，健康にもよいという報告が少しずつ増えている[8, 9]。例えばOksanenらは[10]，高血圧がなかった約6万人の労働者を3.5年間追跡した。すると，ソーシャル・キャピタルが低い職場の男性では，高い職場の男性に比べて高血圧の発症確率が4〜6割高かった。その一部は，肥満やアルコールの過剰摂取で説明できたという。

🌐 法人や企業レベルにおける決定要因

●増える不安定雇用

派遣や契約社員，パートやバイトなどの非常勤などを含む非正規雇用者

が増えることは，数か月先の雇用すら保障されていない不安定な雇用や，ワーキングプア（働いているのに貧困な人々）が増加する一因になっている。来年度の仕事を得られるかどうかすらわからない。そんな不安が健康を蝕むことは容易に想像できる。

　総務省の「労働力調査」によれば，非正規雇用は 2020 年には 2090 万人で，役員を除く雇用者の 37.1% を占めている。2006 年度版の経済財政白書（年次経済財政報告書）も指摘したように，「非正規雇用からの離脱は困難化して」おり，生涯賃金は正規雇用の約 2.4 億円に比べ，パートタイム労働者では約 0.5 億円という低所得にとどまっている。すでに紹介したように，所得が低い層で健康状態は悪いのである。

●多くの社員のモチベーションが低下した成果主義の影

　成果主義とは，労働者の目標達成度（成果）を評価して，給与を短期の成果に連動させるシステムである[11]。導入の目的は，「社員のやる気を引き出すため」と説明され，大学や公務員の世界にも導入されたが，副作用もあった。

　経済産業省が設置した研究会[11]によれば，「成果主義」や「非正規社員の拡大」など，1990 年代以降に導入された企業の人事施策は，人件費の削減には効果があったが，一方でパフォーマンスの低下を招いた。納得感・公平感に乏しい評価システムでは，従業員の動機づけへの効果は限定的で，むしろ多くの従業員のモチベーションは低下し，組織力やチーム力も低下したという。

●成果主義と職業性ストレス

　成果主義では，個人の成果が評価されるために，「自主的に」業務量は増える。同僚の間に競争が持ち込まれ，同僚や後輩をサポートしても評価されないのであれば，お互いの支え合いは減り，職場がバラバラとなる。

　「業務上の要求度が増える」「社会的サポートが得られにくくなる」状況が生まれ，そして評価・報酬の明らかな格差が，仕事に傾けた努力に見合う納得のいくものでなければ，「努力−報酬不均衡」の面からも，成果主義の導入は，職業性ストレスを高めた可能性が高い。

●健康経営の登場

　かつて，労働条件の改善は，収益確保の妨げとみられがちであった。が，生産性や業績向上，株価向上を期待して，経営的な視点から従業員への健康投資を積極的に行うという，「健康経営」の動きも出てきている。

　経済産業省は，東京証券取引所と共同で，従業員の健康管理を経営的な視点で考え，戦略的に取り組んでいる企業を「健康経営銘柄」として選定し，2015年から公表を始めた。日本健康会議[12]（健康寿命延伸などの実現を目的とし，日本商工会議所など経済団体，日本医師会など医療団体，健康保険者などの民間組織や自治体が連携した活動体）によると，2020年までに健康経営に取り組む大企業を500社以上，健康宣言などに取り組む中小企業を3万社以上とすることを目標に掲げて2015年から取り組んだ結果，2020年にはそれぞれ1476社，5.1万社以上となり，目標を超過達成している。

　その一方で，非正規雇用の立場にいる人たちは，健康経営などの対象からしばしば外されていることも忘れてはならない。

🌐 社会・国レベルの決定要因

●蔓延する長時間労働

　労働基準法では，32条で「1週間に40時間（1日8時間）を超えて労働させてはならない」と定めている。この法定労働時間を超えてよい例外は，労使協定（36協定*）を締結し，労働者の同意がある場合である。ただし，原則として1か月で45時間，1年で360時間という残業時間の上限がある。

　規制があっても，それを超える長時間労働が常態化しているのが，健康を守る専門職である医師である。2019年の「医師の働き方改革に関する検討会報告書」の提言では，勤務医の時間外労働時間の上限は年960時間とされたが，地域医療のためにやむを得ない場合などには，2035年までの特例として年1860時間まで認められた。960時間は，「過労死ライ

＊労働基準法第36条に基づく労使協定。

ン」である時間外労働 80 時間/月を，12 か月（1 年間）に換算した数字
である。つまり，地域医療のため，過労死ラインの約 2 倍働いている医
療現場の実態があることを意味する。実際に，過労死認定された医師たち
がいる。

●国の動き──労働基準法の改正，最低賃金の引き上げ

　ようやく国も動き始めた。2019 年 4 月からの労働基準法改正により
「有給休暇の義務化」がなされ，「医師の働き方改革に関する検討会」も立
ち上げられた。

　最低賃金（時給）の引き上げも，この 15 年間で加速した。2002～2006
年度までの最低賃金の対前年度引き上げ額は 0～5 円にとどまっていた。
その後，2007～2015 年度は 10～18 円（2011 年度のみ 7 円），2016～
2019 年度には 25～27 円の引き上げが行われた。その結果，最低賃金は
2002 年度に 663 円，2007 年度 687 円，2012 年度に 749 円，2019 年度に
901 円まで引き上げられている（図 10-1）[13]。

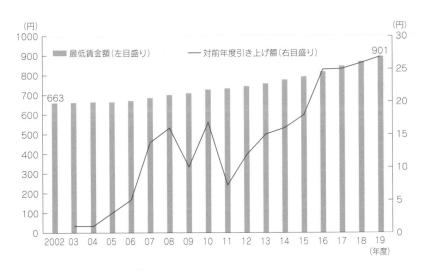

図 10-1　最低賃金額の推移
47 都道府県における地域別最低賃金を，労働者数によって加重平均した数値。
〔内閣官房全世代型保障検討室：全世代型社会保障検討会議（第 8 回），基礎資料. 2, 2020 を
もとに作成〕

なぜ職域・職業における健康格差は生まれるのか

　職業性ストレスの多くは，毎日のように顔を合わせる同僚や上司・部下からなる「職場レベル」で生じている。しかし，それらは雇用の安定や報酬の多さなどによっても緩和される。つまり，雇用形態や人事制度などの「法人や企業レベル」の要因によって，職業性ストレスは増幅も緩和もされる。

　そして，法人や企業における労働時間や有給休暇取得，最低賃金などは「社会・国レベル」の法や規制によって大きく影響を受けている。また，それによって社会の規範（暗黙のルール）も変わる。例えば，かつては「美徳」「献身」とみなされがちだった地域医療を守る医師たちの長時間労働も，2035 年には病院管理者による法律違反・犯罪とみなされるようになる。

　職域・職業におけるこれらの要因や健康格差の生成メカニズムを考えると，生物・医学モデルでとらえられる部分は，最終段階における一側面にとどまることがわかるだろう。職場における心理・社会的ストレス，法人・企業の人事制度，社会や国レベルの法規制や規範など，社会的要因が，働く人々の健康を決定しているのである。

第 10 章のまとめ

　本書の初版を出版した 2005 年当時と比べると，仕事に関する社会疫学研究や，職場・労働環境を巡って大きな変化が起きていることがわかる。

　研究面では，ソーシャル・キャピタルのほか，本章では触れなかったが，仕事のストレスの側面だけでなくパフォーマンスの側面をとらえようするワーク・エンゲージメントの概念が提唱され，測定されるようになった。ストレスコーピングや人間関係づくりといった，社会スキルを磨くトレーニングなどについての研究も蓄積されてきた。また，職場・労働環境の面では，健康経営や長時間労働の制限，最低賃金の引き上げなどが進んだ。

　今後も，2020 年以降の新型コロナウイルス感染症（COVID-19）流行

の影響もあって，仕事と健康の関係には大きな変化が予想される。リモートワークや外出自粛による孤立と，失職・失業などが背景にある自殺の増加，通勤で歩かなくなったことによる体重増加など，心身への影響がすでに報告されている。

　仕事と生活の両立，仕事とがん治療の両立などを目指す，ワーク・ライフ・バランスが可能な体制づくりなども，すでに取り組みが始まっている。長期的にみれば少子化対策にもなる産休・育休制度や，複数の人で仕事を分け合って担うワーク・シェアリング，また，非正規雇用者でも仕事の内容が正規職員と同じであれば同じ給与を保証する同一労働同一賃金制度の拡充などは，人生 100 年時代にふさわしい働き方改革として検討すべき課題である。

　これらの改革が，非正規雇用者を含む人々の健康を増進し，結果として健康格差の縮小につながるためにも，evidence-based policy making（EBPM：根拠に基づく政策形成）の基盤となる多くの社会疫学的な研究や，モニタリングの仕組みづくりが求められている。

■文献

1) World Health Organization：What is work-related stress?. Occupational health：Stress at the workplace. 2020
https://www.who.int/news-room/q-a-detail/ccupational-health-stress-at-the-workplace（2022 年 1 月 20 日確認）

2) Berkman LF, Kawachi I, Theorell T：Working Conditions and Health. Berkman LF, Kawachi I, Glymour MM（eds）：Social Epidemiology, 2nd Edition. 153-181, Oxford University Press, New York, 2014〔高尾総司，藤原武男，近藤尚己（監訳）：社会疫学. 149-187, 大修館書店，2017〕

3) Karasek R, Baker D, Marxer F, et al：Job decision latitude, job demands, and cardiovascular disease：a prospective study of Swedish men. Am J Public Health, 71（7）：694-705, 1981

4) Li J, Zhang M, Loerbroks A, et al：Work stress and the risk of recurrent coronary heart disease events：A systematic review and meta-analysis. Int J Occup Med Environ Health, 28（1）：8-19, 2015

5) Tsutsumi A, Kawakami N：A review of empirical studies on the model of effort-reward imbalance at work：reducing occupational stress by implementing a new theory. Soc Sci Med, 59（11）：2335-2359, 2004

6) Marmot MG, Bosma H, Hemingway H, et al：Contribution of job control and other risk factors to social variations in coronary heart disease incidence. Lancet, 350（9073）：235-239, 1997

7) Chandola T, Brunner E, Marmot M：Chronic stress at work and the metabolic syndrome：prospective study. BMJ, 332（7540）：521-525, 2006

8）井上彰臣，高尾総司：職域での健康づくりとソーシャル・キャピタル―疫学研究の到達点と課題．近藤克則（編）：ソーシャル・キャピタルと健康・福祉．238-253，ミネルヴァ書房，2020

9）Kawachi I, Berkman LF：Social capital, social cohesion, and health. Berkman LF, Kawachi I, Glymour MM（eds）：Social Epidemiology, 2nd Edition. 290-319, Oxford University Press, New York, 2014〔高尾総司，藤原武男，近藤尚己（監訳）：社会疫学．339-383，大修館書店，2017〕

10）Oksanen T, Kawachi I, Kouvonen A, et al：Workplace social capital and adherence to anti-hypertensive medication：a cohort study. PLoS One, 6（9）：e24732, 2011.

11）人材マネジメントに関する研究会：「人材マネジメントに関する研究会」報告書．経済産業省，2006
https://warp.da.ndl.go.jp/info:ndljp/pid/286890/www.meti.go.jp/press/20060810006/20060810006.html（2022年1月20日確認）

12）日本健康会議：日本健康会議について．
https://kenkokaigi.jp/about/index.html（2022年1月20日確認）

13）内閣官房全世代型社会保障検討室：全世代型社会保障検討会議（第8回），基礎資料．2，2020
https://www.kantei.go.jp/jp/singi/zensedaigata_shakaihoshou/dai8/siryou1.pdf（2022年1月20日確認）

IV

社会のありようと健康

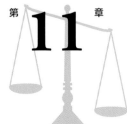

第11章 所得格差と健康

相対所得と格差が大きな社会の影響

　私たちは，自分と周りとを比べながら生きている。そのことを実感してもらうために質問を2つしよう。

　まず，年収500万円と600万円の人がいて，2人の仕事のきつさや働く時間が同じだとしたら，どちらが恵まれているだろうか？　ほとんどの人は600万円のほうを選ぶであろう。では，周りの人の平均年収が300万円で自分が500万円の状況（A）と，周りが800万円で自分が600万円の状況（B）とを比べた場合にはどうであろうか？　これが2つ目の質問である。

　私が講演のときなどに尋ねた経験では，状況（A）を選ぶ人が圧倒的に多い。第1の質問では，500万円と600万円という所得の絶対額を問題にしているのに対し，第2の質問では周りと比べて多いとか少ないとか，相対的な所得を問題にしている。

　言い換えれば，絶対的な金額が多くても，周りの人よりも（相対的に）少なければ，人はストレスを感じ避けたいと思うのだ。つまり，現実の社会のなかで判断するとき，しばしば人は周りとの相対的な比較のほうを重視している。だから，図1-4（11頁）にみられるように，最低所得層だけでなく，中間層でも最上位層に比べると相対的に低所得であるために，うつが多くみられると考えられる。

　また，社会疫学研究の蓄積[1-3] によって，所得格差が小さい社会と比べると，大きい社会では，高所得層も含めた人々の死亡率が高いなど，健康水準が低いことがメタ分析などで実証されてきた。つまり，所得（格差）が健康に与える影響は，物質的な欠乏に代表される絶対的な貧困による個人レベルのものだけを意味しない。周りと比べた相対的な貧困や格差の大

きさなどの「社会のありよう」や環境の影響を受けている。

　本章では，相対的な貧困や，所得格差が大きい社会に暮らすことによるストレスが，人々の健康に与える影響を考えてみよう。

拡大している経済格差

　所得格差と健康との関連が注目されるようになった背景には，経済のグローバリゼーションとともに進む，貧富の差の拡大がある。豊かな国と貧しい国々の間の南北格差だけでなく，1 つの国のなかでも経済格差が拡大してきた[4]。

　日本でも，実力主義，成果主義に基づく能力給が拡大され，同じ学歴で同じ年齢でも数百万円の給与格差がみられることもあった。内閣府の調査によれば，成果主義的賃金が 5 割以上とする企業では，最高水準と最低水準の給与格差を 5 年前と比べると，30 代以下では 1.70 倍から 1.91 倍へ，40 代は 1.64 倍から 1.85 倍へ，50 代以上は 1.63 倍から 1.80 倍へと，各世代で格差が拡大している（時事通信 2005 年 4 月 28 日）。

　雇用形態間の賃金格差（正社員・正職員を 100 として比較）をみると，非正規社員・職員（パート，アルバイト，派遣労働者など）では，男女計で 66.3 となっている[5]。また，役員を除く雇用者のうち非正規雇用者が占める割合は，1985 年の 16.4% から，1995 年 20.9%，2005 年 32.6% と増え，2020 年には 37.1%，2090 万人に上っている（総務省「労働力調査」）。

　所得の不平等の程度を示すジニ係数は，全員の所得が同じ完全平等なら 0，格差が大きくなるにつれ数字が大きくなり，最大で 1 となる係数である。計算に使った元データが違うジニ係数を，厚生労働省が 2 つ，総務省も 1 つ発表している。どの指標をみるかにより多少異なるが，1980 年代半ば以降に上昇し，2000 年代半ばから 2010 年代まではおおむね横ばいとなっている。

　貯蓄についても 1980 年半ばに比べて格差は拡大している。金融広報中央委員会（事務局は日本銀行）が実施した「家計の金融資産に関する世論調査」（2020 年）によれば，金融資産をもつ家庭の平均保有額は 1721 万

円，中央値は 900 万円だった。一方，貯蓄ゼロの家庭は，バブル期の 1988 年には 3.3% にすぎなかったが，2003 年には 2 割を超え，2019 年 23.6%，2020 年 16.1% であった。

　つまりわが国でも，フロー（所得）でみてもストック（貯蓄）でみても，世帯間の経済格差は拡大している。だから，「経済格差（所得の不平等）が拡大すると，そこに暮らす国民や地域住民の健康度が下がる」という仮説は検証に値する。

国際比較研究で発見された格差社会の影響仮説

　「経済格差が拡大すると，そこに暮らす国民や地域住民の健康度が下がる」という仮説は，国際比較研究のなかから生まれた[1,2,4,6,7]。その流れを要約すると以下のようになる。

　まず，経済的な豊かさと平均寿命をはじめとする健康との関連の国際比較研究がなされてきた（図 4-1，57 頁）[4]。そのなかでわかったのは，貧困国ほど寿命が短いという伝統的な関係は，発展途上の貧しい国々でのみみられることであった。1 人あたり年間所得が 5000 ドル（1 ドル 110 円として 55 万円）のラインあたりまでである。このラインを超える先進諸国に限定すると，健康指標はほぼ横ばいとなってしまい，経済的豊かさとの間の関連はほとんどみられなくなってしまう[8]。

　そこで，対象を先進諸国に限定したうえで，健康指標と関連する要因が探られた。そのなかで発見されたのが「経済格差（所得の不平等度）の大きい国ほど，そこに暮らす人々の健康度が低い」という現象[2]であった。米国は，1 人あたり GDP でみれば経済的に豊かな国だが，貧富の差（所得の不平等）は激しく，ジニ係数も大きな国である。一方，スウェーデンや日本は，国民 1 人あたりの経済的な豊かさをみれば米国にかなわないが，ジニ係数はスウェーデンや日本のほうが低く，より平等な社会であった。そして平均寿命をみると，経済的により豊かなはずの米国は短く，スウェーデンや日本のほうが長い。

　この現象が日本国内でもみられるのかどうか，1950 年 2 月 1 日の旧市区町村レベルで集計して分析してみた。その結果，やはりジニ係数が大き

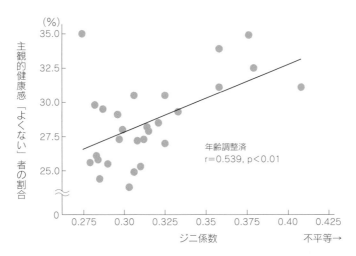

図 11-1　ジニ係数と主観的健康感
ジニ係数が増えると主観的健康感が「よくない」者の割合も増える。
〔Ichida Y, Kondo K, Hirai H, et al：Social capital, income inequality and self-rated health in Chita peninsula, Japan. Soc Sci Med, 69（4）：489-499, 2009 の元データ（2005）から作図〕

な地域ほど，主観的健康感が「よくない」と答える者が多いという関係が認められた（図 11-1）[9]。

　つまり，経済的に貧しい国々においては，従来の常識通り経済発展で豊かになることにより，国民の健康度は改善する絶対的な所得効果がみられる。しかし，豊かな先進諸国に限れば，絶対所得効果はみられなくなり，相対所得がより強く影響してくると考えられる。

　これを裏づけるように，1976 年の台湾では，5 歳未満の死亡率と絶対所得が関連していたが相対所得では関連がみられず，経済成長して先進国水準に至った 1995 年には，逆に絶対所得とは関連がみられず相対所得で関連がみられるようになったという報告がある[10]。

格差社会の影響——仮説への批判と反論

　「経済格差の拡大は，住民の健康度を下げる」という仮説が本当なら，国民の健康度を上げるために，所得の再分配を強める累進課税や社会保障

政策の拡充を支持するものとなる。これは現実の政策・政治への強烈なメッセージをもっているため注目を浴びた。そのぶん，厳しい批判にもさらされ，それに対する反論もあって論争となってきた。

システマティック・レビューを行った Macinko[11] によれば，2002 年 1 月までに，所得格差（income inequality）と健康に関連する論文は 400 近く発表されている。そのうち格差社会の影響仮説を支持する「所得格差が大きいほど不健康である」という関係を実証した論文が 33 本ある。それに対し，そのような関係は認めなかったとする論文も 12 本あり，知見の再現性・信頼性に欠けるという批判がある。さらに，方法論に対する以下のような批判もある。

●生態学的研究による誤謬（ecologic fallacy）

個人（個票）レベル（例えば所得）のデータを用いず，国や地域レベルで集計した（例えば平均所得）データのみを用いた研究を，生態学的研究（ecological study）または地域相関分析などと呼ぶ。生態学的研究による誤謬とは，「集計したデータのみを用いて分析すると，見かけ上の関係が必然的に現れるので，合成がもたらす誤謬（fallacy）である」という批判である[12]。

その理由を，**図 11-2** を使って説明しよう。所得と不健康度（死亡リスク）との関係は，直線関係でなく，図に示したような下に凸のカーブで描かれる関係であることが知られている。所得が下がると死亡リスクが上がるが，その上がり方は底辺に近い低所得者（図 11-2 の左端に近づく）ほど大きくなる。

ここに 2 つの国 A と B がある。両国の国民の平均所得は同じ $\bar{y}$ だが，A 国は所得格差が小さく B 国は大きい。A 国の国民の所得は y_{1A} から y_{2A} の間に分布し，B 国のそれは y_{1B} から y_{2B} に分布する。

このとき，y_{1B} から y_{1A} の間に位置する B 国の国民がいるために引き上げられる死亡リスク $m_{1B}-m_{1A}$ と，y_{2A} と y_{2B} の間に位置する国民により引き下げられる死亡リスク $m_{2A}-m_{2B}$ とを比べると，直線関係であれば同じであるので打ち消し合う。しかし，下に凸の曲線であるために，より左に位置する $m_{1B}-m_{1A}$ の間の国民により引き上げられる死亡リスクのほうが

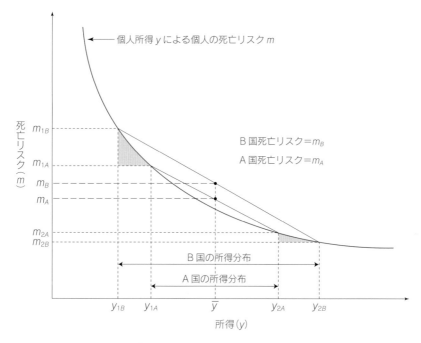

図 11-2　平均所得と死亡リスク

大きい。その結果，国民の健康度の平均を求めると，格差の小さい国 A の m_A よりも格差の大きい国 B の m_B のほうが死亡リスクが高くなる。

　こう考えると，「経済格差の拡大は，住民全体の健康度を下げる」という仮説を持ち出さなくても，従来から知られている絶対所得と健康の曲線関係だけで，所得分布の大きい国のほうが，健康度は低くなることを説明できるのである。世のなかには（こんなことを思いつく）頭のよい人がいるものだ。

●構成効果と文脈効果
　個人レベルではなく，地域や社会レベルの健康水準を考えるとき，その社会を構成する個人の特性で説明できる効果を「構成効果（compositional effect）」，それ以外の地域や社会（環境）によって説明できるものを「文脈効果（contextual effect）」と呼ぶ。

　例えば，2020 年から流行した新型コロナウイルス感染症（COVID-19）
のワクチンを打った人は感染する確率が下がる。だから，ワクチンを受け
た人が増えて接種率が高くなった地域や国では，感染率も死亡率も低くな
る。これが，ワクチン接種を受けた人が多いという，構成する個人の特性
による「構成効果」である。

　一方，集団免疫という現象が知られている。ある地域や国の集団におい
て，COVID-19 のワクチン接種率が高くなると，集団としての免疫を獲
得し，大流行を起こさなくなるという現象である。同じワクチン接種を受
けていない人でも，集団免疫がない地域に暮らしていれば感染しやすく，
集団免疫がある地域に住んだり転居したりすれば感染リスクは減る。これ
は個人の特性（構成効果）によるものではない。周りの人が接種している
かどうかという地域や社会の環境によって決まる。これが「文脈効果」で
ある。

　これを区別して考えると，「経済格差の拡大は，住民の健康度を下げる」
という仮説には，実は 3 つの仮説が含まれている。1 つ目は絶対的所得，
2 つ目は相対的所得による構成効果によって，相対的低所得層の健康水準
が下がるというもの。3 つ目は，集団免疫がない社会ではワクチン接種を
している人まで感染リスクが高まるために死亡率も高まるというような文
脈効果によって，高所得層の人の健康水準までが低くなるという仮説であ
る[3]。初期にはこれらを区別しないまま相対所得仮説とされていた。

●マルチレベル分析による実証研究

　生態学的誤謬への批判を受けて登場したのが，マルチ（多次元）レベル
分析（multi-level analysis）という統計手法である[3, 13]。前述した生態学
的誤謬は，個人レベルの所得データを用いないで，国・地域レベルの平均
所得データを用いて分析したことから生じている。それを避けるために，
第 1 のレベルとして個人レベルの変数を用いて構成効果をとらえ，第 2
のレベルとして国・地域レベルのジニ係数などの変数を用いて文脈効果を
とらえられる，マルチレベル分析による仮説の検証が重ねられた。

　Subramanian（スブラマニアン）ら[7]によれば，2002 年までにマルチ
レベル分析の手法で相対所得仮説を支持する報告は 8 論文あった。一方，

そのような関係がみられないとする報告も 9 論文ある。このような食い違いが生じる理由として以下の 3 つの可能性が論じられた[7]。

　第 1 は，対象となった国の違いである。支持する 8 論文のうち 7 論文は米国のデータで，残りの 1 本も米国以上に所得の不平等が著しいチリからの報告である。一方，関連がみられなかったとする論文のうち 5 論文は，米国よりもジニ係数の小さいスウェーデン，デンマーク，日本[14]，英国，ニュージーランドのデータを用いた研究である。つまり，このような現象は，所得の不平等度がある線を超えたときにみられるという可能性である。

　第 2 の可能性は，用いられたデータのサイズの違いである。支持する論文の対象者数をみると，多くは数十万人で，最大 760 万人という大規模なものである。一方，支持しない論文の対象者数は，約 140 万人の 1論文を除いて数万人規模と少ない。言い換えれば相対所得の影響は，絶対所得のそれに比べれば弱いので，大規模データでなければ実証できないという可能性である。

　第 3 の可能性は，所得の不平等度を算出する集計単位の違いである。支持する論文では，諸制度が大きく異なる州レベルで集計した研究が多く，支持しない論文では，より小さいレベルの自治体や，同一市内の地区レベル単位などが多い。今後は米国以外の国における検証が待たれるとされた。

● 2005 年以降の研究動向

　2009 年に，Kondo（近藤尚己）らは，9 つのコホート研究を集めたマルチレベル分析のメタ分析（対象者数：約 6000 万人）の結果を発表した[15]。それによると，ジニ係数が 0.05 増えるごとに死亡率が 1.08 倍増え，相対リスクはジニ係数が 0.3 を超えるとより大きくなっていた。もし，これが因果関係であり，OECD 加盟 30 か国のジニ係数を 0.3 未満にした場合には，約 150 万人の死亡を回避できる計算になったという。

　国際比較研究では，各国のヘルスケアシステムの違いなどが軽視されているという批判が寄せられるが[11]，同じ日本国内で地域間比較をした研究でも，所得格差が大きい地域で主観的健康感が悪い人が多かったという複数の報告が出ている[9,16]。

なぜ所得の不平等が不健康をもたらすのか

　もう1つの有力な批判は,「所得の不平等度」と「国民や住民の健康度」との間に関連がみられたとしても,それが因果関係とは限らないというものである。ライターを持ち歩いている人は(たばこを吸っているので)おそらく肺がんになりやすいであろう。しかし,だからといってライターが肺がんを引き起こすわけではない。同じように,仮に「ジニ係数(所得の不平等度)が大きいほど不健康である」という関連が実証されても,それは見かけ上の関連,または,より重要な他の要因を反映しているにすぎないという可能性である。

　この場合,所得の不平等をなくしても健康度が上がるとは限らない。ライターを捨ててもマッチを使って喫煙し続ければ肺がんは減らないのと同じである。言い換えれば,所得の不平等度が大きいことが,どのような作用経路を経て国民の健康指標を悪化させるのかが,十分に解明されていないという指摘である。

　この批判に対しては,所得の不平等が不健康をもたらす経路について次の3つの仮説が考えられ,それらを実証する研究も蓄積されつつある[8, 17, 18]。

●相対的に低所得の個人が増えること

　所得の不平等度が大きく貧富の差が大きい社会とは,社会保障などによる所得の再分配機能が小さい社会である。貧困ラインは,絶対額でなく「世帯所得の中央値の半分」などと相対的に定義されるので,格差が大きい社会では貧困線レベル以下の国民が増え,より貧困度は深くなる。

　絶対的な所得額を考慮しても,他の人と比べた相対的な所得が低い人ほど,要介護認定を受けやすく[17],循環器疾患による死亡[18]が多いことが,日本の高齢者において確認されるなど,実証研究の蓄積も進んできた。

●心理・社会的要因による経路

　第2は,心理・社会的な要因を介する経路である。これにはミクロとマクロの2つのレベルがある。ミクロレベルの心理・社会的要因とは,貧

富の差が拡大すると，社会階層の低い層がさらされる心理・社会的ストレスが増大し，健康に影響を及ぼすという経路である。

　お金で手に入れる商品には，使用目的を満たすという性質だけでなく，社会経済的なステータスを表すという性質がある。軽自動車とメルセデス・ベンツとでは，値段が 10 倍違う。しかし，商品の使用目的である「運搬の道具」としてみれば一度に運べる人数やスピードが 10 倍違うわけでない。高級車に乗っている人は，周りから「成功者」「お金持ち」として羨望の目でみられるという「快適さ」も買っているのである。逆にいえば，軽自動車に乗っている人は，高級車と比べられたときには内心穏やかではない。人間には，自分より下の人ではなく上の人と比較して評価する性質がある[19]。

　英国の公務員を対象にしたホワイトホールスタディ（62 頁）で有名な Marmot（マーモット）[8, 20] や，格差社会の影響仮説が注目されるきっかけをつくった Wilkinson[2, 21] は，この経路を重視している。低所得層とはいえない上位から 2 番目の階層ですら，最上位の階層に比べれば健康度が落ちているため，絶対的貧困層や物質的欠乏が増えることによる経路とは別と考えざるを得ないこと，仕事上の心理・社会的ストレス関連指標が社会階層間で明らかに違うという事実があること，すでに紹介してきたように，心理・社会的なストレスが神経免疫学的経路を経て身体に作用することがサルなどの動物でも実証されていることなどが，その論拠である。

　もう 1 つの，マクロレベルの心理・社会的要因とは，社会レベルにおける相互信頼感，互酬性（「お互い様」と助け合う関係）など，ソーシャル・キャピタルが切り崩されることによる経路である[22]。これについては次章で取り上げる。

●もう 1 つの物質的な経路

　第 3 の経路は，教育や医療，社会保障などへの投資不足を通じての，（心理的ではない）物質的な経路による影響である。この経路の重要性を提唱した Lynch らは，最低限の生活に必要な物質の欠乏という伝統的な物質的な経路とは異なるため，これを，もう 1 つの新しい物質的（neo-material）な条件と呼んでいる[23]。彼らは，心理・社会的な要因による経

路を強調しすぎることを批判してもいる。

　そして，米国では所得の不平等が大きい州ほど，失業率が高く，教育に対する公的予算が少なく，健康保険の無保険者が多いことなどを報告している[24]。米国で，地区レベルのデータでは実証されていないのに州レベルのデータでは相対所得仮説を支持する報告が多い理由の１つとして，州により法律が違い，教育や医療，社会保障分野への公共投資の水準が大きく異なっていることを示唆するものである。

🌐 第11章のまとめ

　本章では，絶対的な所得以外にも，先進諸国では相対的な所得や所得の不平等が大きいことが健康に影響するという仮説と，その実証研究の到達点を紹介した。使われている指標への批判（と反論）[25] など，いまだにさまざまな批判や論争はある[3]。しかし，この仮説を支持する実証研究も，その影響経路についての理論的研究や実証研究も，蓄積されてきた[3]。

　この仮説が本当なら，所得などの経済格差の行き過ぎた拡大は，国民全体の健康にとって望ましくない。「社会のありよう」を問い直し，所得保障や，所得再分配機能をもつ累進課税，社会保障などを拡充することが健康政策になりうることを示唆している。

　格差が大きい社会で不健康が多いという現象が普遍的にみられるのか，また，それは果たして因果関係なのか，さらにその作用経路はいかなるもので，格差を小さくすること，あるいは，その経路に介入することにより住民や国民の健康状態は改善するのか。社会疫学研究の研究課題は多い。

■文献
1) Wilkinson RG：Income distribution and life expectancy. BMJ, 304：165-168, 1992
2) Wilkinson RG：Unhealthy Societies；the afflictions of inequality. Routledge, London, 1996
3) Kawachi I, Subramanian SV：Income Inequality. Berkman LF, Kawachi I, Glymour MM (eds)：Social epidemiology, 2nd ed. Oxford University Press, New York, 2014〔高尾総司, 藤原武男, 近藤尚己（監訳）：所得格差. 社会疫学　上巻. 111-148, 大修館書店, 2017〕
4) Kawachi I, Kennedy BP：The Health of Nations；why inequality is harmful to your health. 44, The New Press, New York, 2002〔西信雄, 高尾総司, 中山健夫（監訳）：不平等が健康を損なう. 日本評論社, 2004〕
5) 厚生労働省：令和2年賃金構造基本統計調査の概況. 2021

6) Kawachi I：Income inequality and health. Berkman LF, Kawachi I（eds）：Social Epidemiology. 76-94, Oxford University Press, New York, 2000

7) Subramanian SV, Blakely T, Kawachi I：Income inequality as a public health concern；where do we stand? Commentary on "Is exposure to income inequality a public health concern?" Health Serv Res, 38：153-167, 2003

8) Marmot MG, Wilkinson RG：Psychosocial and material pathways in the relation between income and health；a response to Lynch et al. BMJ, 322：1233-1236, 2001

9) Ichida Y, Kondo K, Hirai H, et al：Social capital, income inequality and self-rated health in Chita peninsula, Japan：a multilevel analysis of older people in 25 communities. Soc Sci Med, 69（4）：489-499, 2009

10) Chiang T-l：Economic transition and changing relation between income inequality and mortality in Taiwan；regression analysis. BMJ, 319：1162-1165, 1999

11) Macinko JA, Shi L, Starfield B, et al：Income inequality and health；a critical review of the literature. Med Care Res Rev, 60：407-452, 2003

12) Gravelle H：How much of the relation between population mortality and unequal distribution of income is a statistical artefact? BMJ, 316：382-385, 1998

13) Subramanian S：Multilevel methods for public health research. Kawachi I, Berkman LF（eds）：Neighborhoods and Health. 65-111, Oxford University Press, New York, 2003

14) Shibuya K, Hashimoto H, Yano E：Individual income, income distribution, and self rated health in Japan；cross sectional analysis of nationally representative sample. BMJ, 324：16-19, 2002

15) Kondo N, Sembajwe G, Kawachi I, et al：Income inequality, mortality, and self rated health；meta-analysis of multilevel studies. BMJ, 339：b4471, 2009

16) Oshio T, Kobayashi M：Income inequality, area-level poverty, perceived aversion to inequality, and self-rated health in Japan. Soc Sci Med, 69（3）：317-326, 2009

17) Kondo N, Kawachi I, Hirai H, et al：Relative deprivation and incident functional disability among older Japanese women and men：prospective cohort study. J Epidemiol Community Health, 63（6）：461-467, 2009

18) Kondo N, Saito M, Hikichi H, et al：Relative deprivation in income and mortality by leading causes among older Japanese men and women：AGES cohort study. J Epidemiol Community Health, 69（7）：680-685, 2015

19) Frey B, Stutzer A：Happiness and economics. Princeton University Press, Princeton, 2002〔佐和隆光（監訳）：幸福の政治経済学. 105-134, ダイヤモンド社, 2005〕

20) マイケル・マーモット（著）, 栗林寛幸（監訳）：健康格差—不平等な社会への挑戦. 日本評論社, 2017

21) Wilkinson R（著）, 池本幸生, 片岡洋子, 末原睦美（訳）：格差社会の衝撃—不健康な格差社会を健康にする法. 書籍工房早山, 2009

22) Kawachi I, Kennedy BP：Health and social cohesion；why care about income inequality? BMJ, 314：1037-1040, 1997

23) Lynch JW, Smith GD, Kaplan GA, et al：Income inequality and mortality；importance to health of individual income, psychosocial environment, or material conditions. BMJ, 320：1200-1204, 2000

24) Kaplan GA, Pamuk ER, Lynch JW, et al：Inequality in income and mortality in the United States；analysis of mortality and potential pathways. BMJ, 312：999-1003, 1996

25) Kawachi I, Wilkinson RG, Kennedy BP：The Society and Population Health Reader. Vol. I；income inequality and health. The New Press, New York, 1999

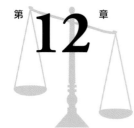

第12章 コミュニティの力, 再発見！

ソーシャル・キャピタル

　誰でも，仕事がしやすいとか，居心地がよいなどと感じた帰属集団や職場や地域（以下，これらを束ねて「コミュニティ」とする）と，そうでないコミュニティとを経験しているであろう。

　一般に，周りの人々を信頼することができ，困ったときにはお互いに助け合う関係（互酬性）があるコミュニティのほうが，働きやすく住みやすい。そして，積極的な交流のあるコミュニティのほうが，問題の共有や解決のためのアイディアが生まれ，問題解決のためともに行動することにつながる。その結果，いっそう連帯感や信頼感が高まるという良循環が生まれる。

　このようなコミュニティの構成員がネットワークに積極的に参加することで得ている相互の信頼感や互酬・互助意識，サポートなどの資源が，"ソーシャル・キャピタル"と呼ばれるものである。これは，共通利益のために協力する社会的能力[1]，組織文化や組織の底力[2]，ご近所の底力や共同体の集合的な効力感（collective efficacy）[3]，社会統合・結合（social integration/cohesion）[4] などと表現されるものと重なり合う概念である。

　多くの学術分野において注目され，実践や政策での活用も始まっているソーシャル・キャピタルを，本章では取り上げる。

🌐 注目を集めるソーシャル・キャピタル

　ここ 25 年ほどの間に，ソーシャル・キャピタルが公衆衛生や医療分野でも注目を集めてきた[5-13]。ソーシャル・キャピタルが豊かな地域ほど住

民の主観的健康感が高く[14]死亡率が低い[15, 16]など，健康によいことを示す報告[9, 11, 13]や，地域や政策での活用[10, 12]があり，2014年版の厚生労働白書[17]にも登場したからである。

　ソーシャル・キャピタルの概念は，社会学[18]，政治学[1, 18]にその源がある[4, 19-21]。これが豊かな地域ほど，子どもの学校での成績がよく，テレビを観る時間が少なく，学校の中退率は低いと報告されている[18]。また，保育所の数や家庭医の数が人口に比して多いかなどで評価した地方自治体のパフォーマンスが高い[1]。

　さらに経営学[2]，社会開発[22, 23]，経済学[24]，犯罪学[18, 25, 26]などの幅広い分野において着目され，ソーシャル・キャピタルが豊かな組織では生産性が高く，国レベルの経済成長率も高く，地域の犯罪が少ないことなどが報告されてきた。そのため，世界銀行・国際通貨基金（International Monetary Fund：IMF）などの国際機関もソーシャル・キャピタルに着目した[23]。

●ソーシャル・キャピタルと健康

　まずは健康との関連を示すデータから紹介しよう。図12-1，12-2中の3つの横軸は，ソーシャル・キャピタルの指標であるスポーツ，趣味など8種類の地域組織のいずれかへの参加割合である。縦軸は，転倒者割合，うつ尺度の平均点，認知症リスク者割合である。いずれをみても，参加割合が高い右側の地域や市町村ほど，健康リスクが低いという負の相関関係がみてとれる。

　同様に，カナダでも，ソーシャル・キャピタルが豊かなほど，死亡率が低く[16]主観的健康感[14]がよいこと，わが国の内閣府のレポートでも，都道府県レベルのソーシャル・キャピタルが豊かなところほど，合計特殊出生率が高く65歳以上女性の平均余命が長いことが示されている[21]。Lochnerら[27]によれば，ソーシャル・キャピタル類似概念と健康との関連を示した研究は，19世紀に社会的な統合度の高い地域ほど自殺が少ないことを示したDurkheim（デュルケーム）にまで遡れるという。

　また，殺人など重要犯罪も，ソーシャル・キャピタルが豊かな社会ほど少ないことが示されている[25, 26]。米国においては，殺人事件による死亡は

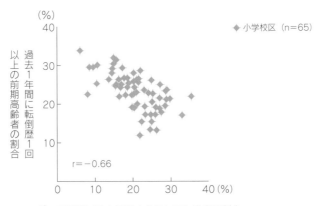

①スポーツ組織への参加割合が高い地域（小学校区）ほど，過去1年間に転倒したこ
とのある前期高齢者（65〜74歳）が少ない相関が認められた。

6保険者（9自治体）の郵送調査に回答した2万9072人（回収率62.4%）。
転倒率11.8〜33.9%。

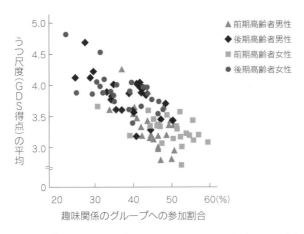

②趣味関係のグループへの参加割合が高い地域ほど，うつ得点（低いほどよい）の平均
点が低い相関が認められた。

対象：JAGES参加25自治体の高齢者約11万人（JAGES2010年度調査）

図12-1　社会参加と介護予防効果の関係（1）

〔JAGESのデータ（第47回社会保障審議会介護保険部会資料，p. 27, 2013）をもとに作成.
https://www.mhlw.go.jp/file/05-Shingikai-12601000-Seisakutoukatsukan-Sanjikanshitsu_
Shakaihoshoutantou/0000021717.pdf〕

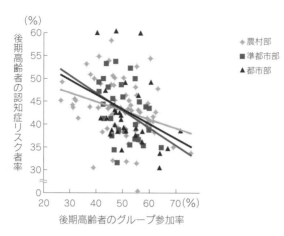

③8種類の地域組織（ボランティアグループ，政治団体，業界・同業者団体，老人クラブ，宗教関係団体，スポーツ関係の団体，町内会・自治会，趣味関係のグループ）いずれかへの参加割合が高い地域（小学校区）ほど，認知症リスクを有する後期高齢者の割合が少ない相関が認められた。

対象：23市町村141小学校区在住の後期高齢者2万2721名
農村部：r=0.32，p<0.01，準都市部：r=0.39，p<0.05，都市部：r=0.33，p=0.051

図12-2　社会参加と介護予防効果の関係（2）

〔JAGESのデータ（第47回社会保障審議会介護保険部会資料，p. 27，2013）をもとに作成．https://www.mhlw.go.jp/file/05-Shingikai-12601000-Seisakutoukatsukan-Sanjikanshitsu_Shakaihoshoutantou/0000021717.pdf〕

10代の若年層の死因の第2位，15～34歳の黒人では死因のトップを占めており，公衆衛生の視点からも無視できない。わが国でも，ソーシャル・キャピタル指標の1つとされた「ボランティア活動行動者率」が高い都道府県ほど，刑法犯認知件数が少ない（図12-3）[21]。

●**所得格差とソーシャル・キャピタル**

もう1つ，健康との関連でソーシャル・キャピタルが注目を集める背景に，第11章で紹介した格差が大きい社会ほど不健康な人が多いという仮説の作用機序として注目されていることがある[7, 20, 28, 29]。所得格差の拡大が，人々の間の結びつきや信頼感，互酬・互助意識など，ソーシャル・

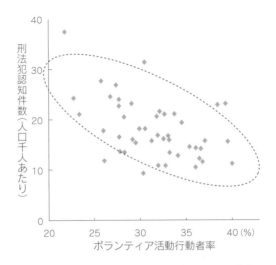

図12-3 ボランティア活動行動者率と犯罪発生率

〔内閣府国民生活局：ソーシャル・キャピタル―豊かな人間関係と市民活動の好循環を求めて. 1, 2003〕

キャピタルを切り崩し，それが健康に悪影響を及ぼすという理論仮説である。所得格差が大きい州ほど，人への信頼感が薄いなどソーシャル・キャピタルが乏しいことが，米国[15, 25]でも日本[30]でも報告されている。

ソーシャル・キャピタルとは何か

ソーシャル・キャピタルの定義にはいろいろなものがある[21, 22, 28, 31]（表12-1）。

例えば，ソーシャル・キャピタルが注目される契機をつくった1人，Putnum（パットナム）は，「社会資本（social capital の訳語）は，調整された諸活動を活発にすることによって社会の効率性を改善できる，信頼，（互酬性の）規範，ネットワークといった社会組織の特徴をいう」[32]（カッコ内筆者）と，社会レベルの特徴として定義している。一方，個人のもっているネットワークを含む定義もある[2, 21]。

全体としては，個人レベルの社会的ネットワークや社会的サポートと，社会・組織レベルのソーシャル・キャピタルとは区別すべきとする意見が

表 12-1　ソーシャル・キャピタルの研究と定義

- **Hanifan LJ**（米国の教育学者：1916）　善意，仲間意識，相互の共感，社会的交流などをソーシャル・キャピタルとし，学校へのコミュニティ関与が重要である理由を説明するために，その概念を用いた。
- **Bourdieu P**（フランスの社会学者：1986）　個人が権力や資源にアクセスするためのネットワークなどをソーシャル・キャピタルとし，個人のソーシャル・キャピタルが教育機会や雇用機会を規定するとして，社会階層を分化，固定化させる仕組みという観点から，その概念を用いた。
- **Coleman JS**（米国の社会学者：1988/1990）　ソーシャル・キャピタルとは個人に協調行動を起こさせる社会の構造や制度であるとし，合理的な個人が協調行動を起こすメカニズムを，信頼・互酬性の規範・社会的ネットワークで説明した。
- **Putnum RD**（米国の政治学者：1993）　ソーシャル・キャピタル概念を用い，南北イタリアの地方政府の制度パフォーマンスの違いを説明した。ソーシャル・キャピタルとは，「信頼」「規範」「ネットワーク」といった社会制度の特徴であり，人々の協調行動を促すことにより社会の効率を高めるものとした。
- **Kawachi I ら**（米国の社会疫学者：2014）　ネットワークやグループの一員である結果として個人がアクセスできる資源とした。

多い[4, 7, 20, 29, 33]。Kawachi らは，2014 年に出版した社会疫学の教科書（第2 版）[31] において，個人レベルと社会・組織レベルとを区別しつつも，両方を包含するものとして，「ネットワークやグループの一員である結果として個人がアクセスできる資源」[11] と定義している。

ソーシャル・キャピタルの下位分類

ソーシャル・キャピタルも，いくつかのタイプに分けられる。まず，個人レベルと，コミュニティにおけるレベルとの区別である。コミュニティよりもさらに大きい国・社会などマクロレベルのものを区別する見解もある[28]。

次に，認知的（cognitive）なソーシャル・キャピタルと，構造的（structural）なそれとがある。いわばソフトとハードの関係である。認知的なものとは，信頼，信念，価値観，規範など，目に見えにくい主観的なものである。それに対して構造的なソーシャル・キャピタルは，よりフォーマ

ルな手続き，規約，組織活動など，客観的にとらえられるものである。

　また，結束型（bonding）と，橋渡し型（bridging），連結型（linking）などにも分けられる[18, 21, 22, 28]。結束型は，業界団体など似た者同士の共同利益追求型（共益型）で，内部志向が強く，利害の異なる者を排除する性格をもつ。一方，橋渡し型は公共の利益追求型（公益型）で，内部の結びつきは弱いが，より自発的（voluntary）で，外部との連携を追求する外部志向が強いものを指す。その一部にあたる，地方自治体などで権限をもつ人たちとのつながりを連結型と呼ぶこともある[9]。

　さらに，ネットワークや参加グループを水平型と垂直型に分類することもある[1, 33]。例えばPutnum[34]は，ネットワークには，スポーツ・クラブや合唱団など市民的な積極参加による同等の地位・権力の主体を結合する水平型と，カソリック教会に代表されるような権威と階層をもち，非対称的で従属的な主体を結合する垂直型があるとしている。

　Aida（相田）ら[35]は，日本の高齢者を対象に，主成分分析の結果から，水平的なグループとしてボランティア・スポーツ・趣味の会などと，垂直的なグループとして業界団体・宗教団体・老人会・町内会などに分けた。マルチレベル分析の結果，水平的なグループが多い地域でのみ有意に残歯数が多いという関連がみられたとしている。

🌐 ソーシャル・キャピタル論を巡る論点——批判と反証

　ソーシャル・キャピタルは多くの研究・実践・政策分野において注目された一方で，批判も少なくなかった[19, 29, 33]。それに応えて多くの研究や実践を通じた反証がなされてきた[9-13, 36]。

●レトリックか科学か

　ソーシャル・キャピタルが多くの分野で注目を浴びた理由として，それが再発見された時代背景は無視できない[7, 19, 28]。貧富の差が拡大するにつれ，将来への不安や，人間や組織への不信は募り，海外では犯罪が増えた。競争で「勝ち組」になろうと個人主義に走れば，互酬性の規範は衰退する。長時間労働のため，コミュニティ活動の担い手は不足した。

　ソーシャル・キャピタルは，これらの動きに警告を発するレトリックとして，多くの人の直感に訴えるものがあった。コミュニティを重視する英国での「第三の道」，日本での保健と福祉サービスの一体的な提供を目指す地域保健や地域包括ケアなどの政策とも相まって，コミュニティの問題解決力として注目されたのである[17, 19]。

　そのため科学的な方法による検証が十分になされてから応用するというよりも，まず政策への導入が進められ，同時並行で効果検証が行われてきた[12, 13]。

●概念・定義について

　ソーシャル・キャピタルの概念や定義には，多くの批判がある。人により定義がいろいろであること[19, 20, 28, 33]，認知的なものと構造的なものなど，まったく異なる次元のものが一緒にされていること[21]，昔からある概念で説明できるものを（人により込める意味の異なる）新しい用語で説明するために不要な混乱を招いているなどの批判である[4, 19, 37]。

　例えば Lochner（ロックナー）らは，既存の概念として，共同体の効力感（collective efficacy）[3]や地域力（community competence）をはじめとする 4 つの構成概念があり，16 もの下位概念があるとしている[4]。

　これらはおそらく，QOL（quality of life）などの言葉が登場したときにもみられた批判であろう。本書の初版発行からの 17 年間に，研究や論議，政策への活用事例が蓄積され，厚生労働白書[17]に登場する程度にはコンセンサス（合意）が形成され，言葉として定着してきた。ただし今後も研究でこの言葉を使う場合には，（操作的）定義をそのつど明示する必要がある。

●経済学からの批判

　経済学の立場からは，capital（資本）という経済学用語を安易に使うことに対する批判がある。資本というからには将来への投資のために現時点での消費を我慢する性質をもっているべきだとか，金銭で表示される性質や，投資により増える性質をもつべきなのに，そのようなものばかりではないなどの批判である。

一方，ソーシャル・キャピタルは，金銭的資本，物的資本，人的資本と並び，資本としての性質を兼ね備えているという意見もある。例えばPutnum は，Coleman（コールマン）の著書から以下のような例を紹介している[38]。

「干し草を束ねるのに協力したり，農機具を広く貸し借りしあっているような農村共同体では，農民 1 人あたりでは農機具や設備などの物的資本が少なくても，社会資本（筆者注：ソーシャル・キャピタルの訳）のおかげで自分たちの仕事をやり終えることができる」「お互い広く信頼している集団は，そうでない集団の幾倍も多くのことを達成できよう」

また，「『将来あなたが私に何かをしてくれると思っているので，今あなたのためにこれをしてやる』といった互酬性」は，高次のソーシャル・キャピタルを生み，協力を強化すると述べ，「社会資本も，使うと増え，使わないと減る」とも述べている[39]。

2005 年に JR 西日本福知山線で起きた脱線事故の際には，近隣住民やボランティアによる協力で救援活動が比較的スムーズに行われたと指摘された。その背景には，1995 年の阪神淡路大震災のときに救援活動をした記憶と経験がコミュニティに残っていたからだといわれている。これも，1 つのコミュニティの力——ソーシャル・キャピタルの蓄積の可能性を示す例といえるであろう。

●なぜソーシャル・キャピタルが健康に影響するのか

なぜソーシャル・キャピタルが健康に影響するのか[9-11, 13]。その経路には，大きく 2 つの経路がある[6]。

●個人レベルの特性——構成効果

1 つは，その地域の住民の個人の特性を反映する経路である。ソーシャル・キャピタルの貧しい地域では，組織・ネットワークが少ないために，新しい人と出会える機会が少なく，社会的なサポートを受けられる人が少ない傾向がある。また，社会階層が低いほど，社会的に孤立しやすいこともわかっている[40]（column 5-1，5-2，75，76 頁）。社会的に孤立している人の健康度が低いことは，第 9 章ですでに述べた。これが構成効果（compositional effect，第 11 章 151 頁）と呼ばれるものである。

●コミュニティレベルの特性──文脈効果

　もう 1 つは，上述の個人レベルとは異なり，コミュニティレベルの特性を反映する文脈効果（contextual effect，第 11 章 151 頁）と呼ばれる経路である。この経路として，Kawachi は 2000 年に後述する 4 つの可能性について述べた[6]。その後，図 12-4[36]に示すように，その一部が実証されてきた。

　第 1 は，健康行動の変化である。ソーシャル・キャピタルの豊かな地域では，禁煙や運動，介護予防のための「通いの場」に参加している人の話などを聞く機会が多くなり，自分もやってみようかと考え，行動に移す機会も増える[12, 36, 41]。また，規範がしっかりしていてたばこを吸っている未成年を見れば注意をするようなソーシャル・キャピタルが豊かな地域のほうが，望ましい健康行動をとりやすいであろう。

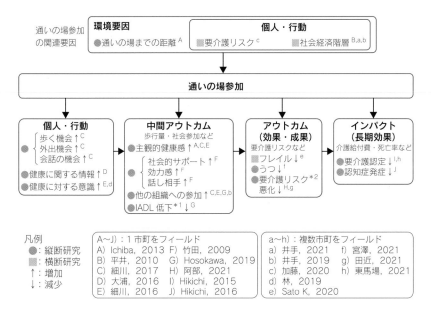

図 12-4　通いの場参加と健康に関わるエビデンス

*1：手段的日常生活動作（instrumental activities of daily living）
*2：要支援・要介護リスク評価尺度
〔井手一茂，辻大士，渡邉良太，他：通いの場づくり─日本老年学的評価研究機構（JAGES）の知見から．総合リハ，49（12）：1163-1168，2021〕

　第2は，健康によいサービスやアメニティが増える経路である。ボランタリーな活動が活発で，夏休みの子ども会によるラジオ体操，「歩こう会」やスポーツクラブ，「通いの場」[36] がたくさんあるところでは，身体運動をしたり，他のグループに参加したりするチャンスが増える。また，公害反対運動のように健康によい環境を守る取り組みでも，ソーシャル・キャピタルは力を発揮する。さらに，住民のつながりが強いほど，運動に適した公園やゲートボール場などの整備，健康教室の実施などの要望が行政に多く出され，それらが実現する機会も多いだろう。

　第3は，心理・社会的な経路である。犯罪が少なければ不安は軽減し，信頼感に基づき近隣のトラブルも早期に解決する。「通いの場」[36] が増えて参加すれば社会的なサポートも得られ，心理・社会的ストレスが減る。逆に，ソーシャル・キャピタルが乏しいところほど，夜道を歩く際に身の危険を感じたり，騒音に悩まされたりするなどの問題を多く抱えており，そのような地域では住民のストレスレベルが高いことも報告されている[42]。

　第4は，州や自治体レベルの政策の影響である。ソーシャル・キャピタルが高いほど投票率が高く，保育所や保健・医療関連の施策を含む制度のパフォーマンス（達成度）が高いことが示されている[1, 18]。

　Kawachi らは，2014 年には少し異なる視点から次の3つの経路をあげている[11]。1つ目は，ソーシャル・ネットワークを通じて，健康によい習慣や行動が広がる「社会的伝播」である。Christakis（クリスタキス）ら[41] の，肥満や禁煙がネットワークを介して伝染するという話を耳にした人は多いだろう。2つ目は「インフォーマルな社会統制」で，コミュニティにおける犯罪抑止力のように望ましくない行動を抑止する経路である。3つ目は，ソーシャル・キャピタルが豊かなコミュニティほど，より多くの人が一致団結して集合的な行動をとり，「集合的な効力」が高くなることを通じて健康がもたらされるという経路である。

●自然実験デザイン研究による反証──岩沼プロジェクト

　ソーシャル・キャピタルと健康との間に関連がみられたとしても，それが他の要因を反映しているにすぎない可能性もある。また，健康だから

ソーシャル・キャピタルが豊かになるという「逆の因果関係」かもしれない。

　例えば，貧困層が多く住んでいる地区でソーシャル・キャピタルが低いのは，単に個人レベルの社会経済的要因の影響（構成効果）をみているだけかもしれないと指摘されている[19]。また，作用経路として，制度的・物質的な側面が軽視され，心理的な側面が強調されすぎているとの指摘も多い[19,33,43]。

　これらの批判に対して，自然実験デザインの研究を用いた反証がなされてきた。例えばわれわれは，たまたま東日本大震災の 7 か月前に全高齢者を対象に健康とソーシャル・キャピタルなどについて調査していた宮城県岩沼市で，被災後の高齢者を追跡する岩沼プロジェクトに取り組んできた[44]。

　30 編を超える論文によって，図 12-5[44] に示すように，被災前のソーシャル・キャピタルが豊かな地域に暮らしていた人や，被災前後でソーシャル・キャピタルを保っていた人たちで，PTSD やうつ，認知機能低下などが少ないことを確認した。また，そのメカニズムとして，集落ごとの集団移転をした人たちにおいては社会的サポート・ネットワークが保たれていたことなどを確認できた。

●どのような指標で計測するか

　実証研究で用いられているソーシャル・キャピタルの指標には，さまざまなものがある[9-11,13]。

　信頼感に関する代表的なものでは，「一般に人は信頼（信用）できますか？」の質問に対して，「はい」「いいえ」で答えてもらい，「はい」と答えた人が回答者全体に対して占める割合などで，その地域の信頼感を測定する。

　互酬性の規範については，「人は，他の人の役に立とうとすると思いますか」という質問に，「はい」と答えた人の割合が高いほど，互酬性が高いとみなす。

　ネットワークへの参加については，加入しているスポーツクラブや趣味・ボランティアの会の数や頻度を尋ね，地域ごとに割合平均値を求め

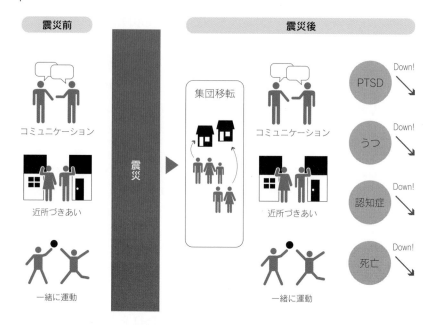

**図 12-5　東日本大震災前後のソーシャル・キャピタルの影響──岩沼プロ
ジェクトの成果からの示唆**

〔岩沼プロジェクト：岩沼プロジェクト研究成果報告書「東日本大震災前後の高齢者の機能低
下・回復とソーシャル・キャピタル」．千葉大学予防医学センター社会予防医学研究部門，
2021〕

て，その値が大きいほどネットワーク参加が豊かとみなす。

　Putnum は，イタリアにおいてソーシャル・キャピタルが豊かな地域の
特徴をとらえるために，「市民共同体指数」を 4 つの指標から求めている。
そこには，選挙における投票率（2 種類），新聞購読率，人口当たりのス
ポーツ・文化団体数が用いられた[1]。一方，米国の州単位のソーシャル・
キャピタルを測定するためには，14 の指標群からなる「Social Capital
Index」を作成している[18]。これには，（ボランタリーなものとそうでない
ものを含む）地域組織への参加，大統領選挙の投票率，人への信頼感など
が含まれている。

　また Lochner らは，類似構成概念をレビューし，測定に用いられてき
た設問が 120 余りあると紹介している[4]。また，認知的・主観的な指標

と，構造的・客観的な指標とがあり，後者のなかにも，ソーシャル・キャピタルの受け皿と，ソーシャル・キャピタルそのものと，それらから生じているものをとらえている指標とが混在している[28]。

　日本老年学的評価研究（JAGES）では，3〜4 年に一度，数万〜25 万人の高齢者から調査への回答を得て，ソーシャル・キャピタル関連指標の再現性や基準関連妥当性，予測妥当性の検証を重ねてきた[12, 13]。そのなかで内容的妥当性が認められた 53 の指標候補から，因子分析や，地域単位のうつ・主観的健康感との相関を認める指標を抽出した。その結果，ボランティア，スポーツ，趣味の会などへの参加割合からなる「市民・社会参加」，地域への信頼や愛着の割合などの認知的な「社会連帯」，社会的サポートの授受割合からなる「互酬性」という 3 因子計 11 項目が抽出された[45]。

　以上，ソーシャル・キャピタルをどのような指標で測るかについての合意づくりは，今後の課題である[17, 28]。

●涵養できるのか

　イタリア南部には，「他人を信じる者は地獄行き」「借金するな。贈り物するな。善行するな。回り回ってわが身の不幸」ということわざがあるという[46]。それに対しわが国は，海外からみるとソーシャル・キャピタル（信頼や互酬性の規範）の豊かな国である[30, 45]。Wilkinson は，日本社会の結束力（social cohesion）の高さが，世界一の長寿を誇る国民の健康度の高さの背景にあるとみている[29]。いわれてみれば「渡る世間に鬼は無い」（世間の未知の人はこわく見えるが，皆困った人を助けるようなやさしい心を持っている：広辞苑第 7 版），「情けは人の為ならず」（情けを人にかけておけば，めぐりめぐって自分によい報いが来る。人に親切にしておけば，必ずよい報いがある：同上）など，信頼や互酬性の規範を示すことわざが日本にはある（「人を見たら泥棒と思え」ということわざもあるが）。

　Fukuyama（フランシス・フクヤマ）によれば，日本が経済的成功を遂げた背景には，日本が信頼に支えられた「高信頼社会」であったことがあるという[47]。その日本で，ソーシャル・キャピタルの中核をなす信頼の度

合いが低下してきており[21, 24]，治安の悪化を感じている人は増えている。

　ソーシャル・キャピタルが健康によい結果をもたらすことが観察研究によって徐々に検証されてきたが，果たしてそれを涵養する（ゆっくりと養い育てる）ことができるのか否かは，実際に地域に介入してみないとわからない。

　そこで，JAGESでは，武豊町（愛知県）をはじめとするいくつものまちで，高齢者が参加し交流する「通いの場」づくりに取り組み，健康行動や健康指標の変化を評価してきた。その結果，参加群では要介護認定割合が非参加群の半分にとどまるなど，図12-4（167頁）に示すような健康に望ましい変化プロセスとアウトカムが確認できた[12, 13, 36, 48]。今では，住民主体の「通いの場」づくりを厚生労働省が進めるなど，ソーシャル・キャピタルの活用が図られるようになっている。

●ソーシャル・キャピタルの影の側面

　ただし，ソーシャル・キャピタルにも光と影がある[9-11, 13, 18, 20, 28]。影とは，例えば「組織ぐるみ犯罪」や，非行・暴力集団である。過去に企業，そして警察組織にすらみられた組織犯罪は，内向きの共益型・結束型ソーシャル・キャピタルが悪い方向に作用した結果と考えられる。そのような組織では，組織の利益には反するが公益的な（この場合，社会的・倫理的に正しい）行動をすると，「村八分」に遭う危険もある。

　すでにシステマティック・レビュー[49]もあるほど，影の側面についての研究の蓄積も進んでいる。

第12章のまとめ

　ソーシャル・キャピタルは，多くの研究・実践・政策分野において注目されたぶん，多くの批判や疑問にさらされた。それに応えて多くの研究や実践を通じて反証され，本書の初版発行からこの17年間にずいぶんと理解と応用が進んだ。

　しかし，いまだに理論仮説にとどまっている点や，今後の研究課題も多い。研究に必要なデータが集めやすいところから実証が進んできたが，未

検証にとどまっている領域や対象，メカニズムが残されている[13]。負の側面があることは実証されてきたが，それがどのような条件下で，どのような人たちに及びやすいのか，それを回避しプラスの面を大きくする実践方法や政策はどのようなものかなど，まだ研究が必要である。

　応用を進めつつ，その前後でアセスメントやモニタリング，評価研究を重ねることで，理解を深め，より広い領域での活用や社会実装が進むことが期待される。

■文献

1) Putnum R：Making Democracy Work. Princeton University Press, Princeton, 1993〔河田潤一（訳）：哲学する民主主義―伝統と改革の市民的構造．74-144, 166-181, 206-212, 226-231, NTT 出版，2001〕
2) Baker W：Achieving Success Through Social Capital. Jossey-Bass, San Francisco, 2000〔中島豊（訳）：ソーシャル・キャピタル―人と組織の間にある「見えざる資産」を活用する．ダイヤモンド社，2001〕
3) Sampson RJ, Raudenbush SW, Earls F：Neighborhoods and violent crime；a multilevel study of collective efficacy. Science, 277：918-924, 1997
4) Lochner K, Kawachi I, Kennedy BP：Social capital；a guide to its measurement. Health Place, 5：259-270, 1999
5) Kreuter MW, Lezin NA, Young L, et al：Social capital；evaluation implications for community health promotion. WHO Reg Publ Eur Ser, 92：439-462, 2001
6) Kawachi I：Social cohesion, social capital, and health. Berkman LF, Kawachi I（eds）：Social Epidemiology, 174-190. Oxford University Press, New York, 2000
7) Hawe P, Shiell A：Social capital and health promotion；a review. Soc Sci Med, 51：871-885, 2000
8) Baum F：Health Development and Enpowerment-Communities and Individuals. The New Public Health, 342-379. OUP Australia and New Zealand, Sydney, 2003
9) Kawachi I, Subramanian S, Kim D（eds）：Social Capital and Health. Springer, NewYork, 2008〔藤澤由和，高尾総司，濱野強（監訳）：ソーシャル・キャピタルと健康．日本評論社，2008〕
10) イチロー・カワチ，高尾総司，S. V. スブラマニアン（編），近藤克則，白井こころ，近藤尚己（監訳）：ソーシャル・キャピタルと健康政策―地域で活用するために．日本評論社，2013
11) Kawachi I, Berkman LF：Social capital, social cohesion, and health. Berkman LF, Kawachi I, Glymour MM（eds）：Social Epidemiology, 2nd ed. 290-319. Oxford University Press, New York, 2014〔高尾総司，藤原武男，近藤尚己（監訳）：ソーシャル・キャピタルと健康．社会疫学　上巻．339-383, 大修館書店，2017〕
12) 近藤克則：健康格差社会への処方箋．医学書院，2017
13) 近藤克則（編）：ソーシャル・キャピタルと健康・福祉―実証研究の手法から政策・実践への応用まで．ミネルヴァ書房，2020
14) Kawachi I, Kennedy BP, Glass R：Social capital and self-rated health；a contextual analysis. Am J Public Health, 89：1187-1193, 1999
15) Kawachi I, Kennedy BP, Lochner K, et al：Social capital, income inequality, and mortality. Am J Public Health, 87：1491-1498, 1997

16) Veenstra G：Social capital and health（plus wealth, income inequality and regional health governance）. Soc Sci Med, 54：849-868, 2002
17) 厚生労働省：平成 26 年版厚生労働白書　健康長寿社会の実現に向けて～健康・予防元年. 155-156, 2014
http://www.mhlw.go.jp/wp/hakusyo/kousei/14/（2022 年 1 月 20 日確認）
18) Putnum R：Bowling Alone；the Collapse and Revival of American Community. Simon & Schuster, New York, 2000〔柴内康文（訳）：孤独なボウリング―米国コミュニティの崩壊と再生. 柏書房，2006〕
19) Muntaner C, Lynch J, Smith GD：Social capital, disorganized communities, and the third way；understanding the retreat from structural inequalities in epidemiology and public health. Int J Health Serv, 31：213-237, 2001
20) Campbell C：Social Capital and Health；contextualizing health promotion within local community networks. Baron S, Field J, Schuller T（eds）：Social Capital-Critical Perspectives, 182-196, Oxford University Press, New York, 2000
21) 内閣府国民生活局：ソーシャル・キャピタル―豊かな人間関係と市民活動の好循環を求めて. 2003
22) 佐藤寛（編）：援助と社会関係資本―ソーシャル・キャピタル論の可能性. アジア経済研究所，2001
23) Grootaert C：Social Capital；the Missing Link? The World Bank, Social Capital Initiative. Working Paper, No. 3, 1998
24) 稲葉陽二，松山健士（編）：日本経済と信頼の経済学. 東洋経済新報社，2002
25) Kawachi I, Kennedy BP, Wilkinson RG：Crime；social disorganization and relative deprivation. Soc Sci Med, 48：719-731, 1999
26) Kennedy BP, Kawachi I, Prothrow-Stith D, et al：Social capital, income inequality, and firearm violent crime. Soc Sci Med, 47：7-17, 1998
27) Lochner K, Pamuk E, Makuc D, et al：State-level income inequality and individual mortality risk；a prospective, multilevel study. Am J Public Health, 91：385-391, 2001
28) Macinko J, Starfield B：The utility of social capital in research on health determinants. Milbank Q, 79：387-427, 2001
29) Wilkinson RG：Social Cohesion and Social Conflict. Unhealthy societies；the afflictions of inequality, 113-172, Routledge, London, 1996
30) Ichida Y, Kondo K, Hirai H, et al：Social capital, income inequality and self-rated health in Chita peninsula, Japan：a multilevel analysis of older people in 25 communities. Soc Sci Med, 69：489-499, 2009
31) Berkman LF, Kawachi I, Glymour MM（eds）：Social Epidemiology, 2nd ed. Oxford University Press, New York, 2014〔髙尾総司，藤原武男，近藤尚己（監訳）：社会疫学　上巻. 大修館書店，2017〕
32) 前掲書 1），206-207.
33) Whitehead M, Diderichsen F：Social capital and health；tip-toeing through the minefield of evidence. Lancet, 358：165-166, 2001
34) 前掲書 1），129，212-220.
35) Aida J, Harubuchi T, Nakade M, et al：The different effects of vertical social capital and horizontal social capital on dental status：A multilevel analysis. Soc Sci Med, 69：512-518, 2009
36) 井手一茂，渡邉良太，近藤克則：通いの場づくり―日本老年学的評価研究機構（JAGES）の知見から. 総合リハ，49（12）：1163-1168，2021
37) Labonte R：Social capital and community development；practitioner emptor. Aust NZ J Public Health, 23：430-433, 1999
38) 前掲書 1），207.

39) 前掲書 1), 210, 228.

40) Baum FE, Bush RA, Modra CC, et al：Epidemiology of participation；an Australian community study. J Epidemiol Community Health, 54：414-423, 2000

41) ニコラス・A・クリスタキス，ジェイムズ・H・ファウラー（著），鬼澤忍（訳）：つながり─社会的ネットワークの驚くべき力．講談社，2010

42) Steptoe A, Feldman PJ：Neighborhood problems as sources of chronic stress；development of a measure of neighborhood problems, and associations with socioeconomic status and health. Ann Behav Med, 23：177-185, 2001

43) Lynch J, Smith GD, Hillemeier M, et al：Income inequality, the psychosocial environment, and health；comparisons of wealthy nations. Lancet, 358：194-200, 2001

44) 岩沼プロジェクト：岩沼プロジェクト研究成果報告書「東日本大震災前後の高齢者の機能低下・回復とソーシャル・キャピタル」．千葉大学予防医学センター社会予防医学研究部門，2021
https://www.jages.net/project/municipalities/iwanuma/?action=common_download_main&upload_id=12315（2022 年 1 月 20 日確認）

45) Saito M, Kondo N, Aida J, et al：Development of an instrument for community-level health related social capital among Japanese older people：The JAGES Project. J Epidemiol 27 (5)：221-227, 2017

46) 前掲書 1), 175.

47) フランシス・フクヤマ（著），加藤寛（訳）：「信」無くば立たず─「歴史の終わり」後，何が繁栄の鍵を握るのか．三笠書房，1996

48) 辻大士，髙木大資，近藤尚己，他：通いの場づくりによる介護予防は地域間の健康格差を是正するか？：8 年間のエコロジカル研究．日本公衆衛生雑誌 J-STAGE 早期公開，doi:10.11236/jph.21-120, 2022

49) Villalonga-Olives E, Kawachi I：The dark side of social capital：A systematic review of the negative health effects of social capital. Soc Sci Med, 194：105-127, 2017

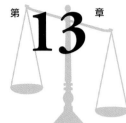

第13章 介入すべきは個人か社会か

ハイリスク・ストラテジーの限界

19世紀の中頃，英国のロンドンでコレラの流行を制圧したのは，飲み水の煮沸や手洗いなどの住民に対する健康教育ではなかった。John Snow（ジョン・スノウ）が行ったのは，飲料水の供給源のポンプのハンドルを外してしまい，その水を使えなくすることであった（第14章）[1, 2]。つまり，個人への介入でなく，社会（環境）への介入である。

20世紀半ば以降の先進国においては，公衆衛生上の問題が感染症（伝染病）から生活習慣病に移ったことに伴い，減塩や禁煙，運動指導に代表される，個人の生活習慣や行動の変容を目指す健康教育アプローチが対策の中心となっている。このような健康教育を軸とする個人へのアプローチの効果について，個々の無作為化対照比較研究（RCT）では有効とする報告はある。しかし，意外なことに，システマティック・レビューでは，一般人に対するその効果はほとんど否定されている[3]。

その事実をふまえて，英国の財務省からの諮問を受けたWanless（ワンレス）はレポート[4]のなかで，有効だという根拠もなしに健康教育のキャンペーンに巨額の予算が費やされていると批判している。それを報じたBBCは「無駄なキャンペーン（wasteful campaign）」という小見出しまで使った[5]。

個人に行動変容を求めるアプローチ偏重への反動として登場したのが，New Public Health Movement（新しい公衆衛生運動）や「ゼロ次予防（primordial prevention）」[6]の考え方である。本章では，健康の決定要因（determinants of health）が，個人だけでなく社会のあり方までに及ぶ多次元からなる階層構造であることをふまえ，「原因の原因」に迫る社会へ

の介入の重要性について考える。

健康に影響する要因の階層構造

　健康に影響を及ぼす要因は，階層構造をもっている（図 3-5，52 頁）。大きくは，「生物としての個体」「個人の社会経済的要因」「環境としての社会」の 3 つの階層に分けて考えることができる（**図 13-1**）。

●生物としての個体

　現代医学は，人間を生物として分析することで大きく進歩した。図 13-1 でいえば，生物としての個体がもつ疾患の根源を，健康行動・生活習慣，臓器・組織レベル・細胞・遺伝子レベルへとよりミクロの世界に掘り下げ，介入することで大きな成果を上げてきた。

●個人の社会経済的要因

　一方，個体の健康は社会経済的要因の影響も受けている。すでに第 5 章で紹介したように，社会（職業）階層や学歴が低い人ほど，精神的な健康だけでなく，身体的にも健康を害しやすい。また，家族を失った人，親族・友人などの社会的ネットワークから孤立して受けられる社会的サポー

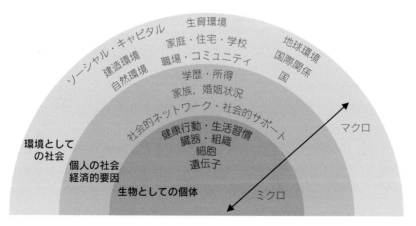

図 13-1　健康の決定要因の階層構造

トが乏しい人で死亡率は高い（第9章124頁）。

　しかし，これらの「個人がもっている社会経済的要因」に着目するだけでは十分ではない。

●環境としての社会

　さらに，健康は「環境としての社会」がもっている特性の影響も受けている。すでに紹介してきた所得格差（不平等）の大きさ（第11章）やソーシャル・キャピタル（第12章），人工的に作り出された公園や公共交通機関などの建造環境（187頁），生育環境（ライフコース，第1章）など，多様な環境が含まれる。経済不況とそれへの対策による健康への影響も多数確認されている[7]。

●経済不況と自殺

　その象徴が，1998年からの景気停滞のなか，2.4万人から3万人を超えるまでに急増した自殺である。2003年には，警察庁が統計をとり始めた1978年以降最多を記録した。うち負債や事業不振，生活苦などの「経済・生活問題」が動機とみられる自殺者が25.8%を占め，1994年に比べ2倍以上に増えた。年齢別でも中高年が6割で，各紙でも「長引く不況の影響を色濃く反映した結果」（共同通信2004年7月23日）などと報じた。

　その後，自殺対策基本法が2006年に施行され，自殺は個人だけでなく社会の問題とされ，対策がとられ自殺率は徐々に下がり，2019年には2万169人まで減っていた。しかし，2020年以降の新型コロナウイルス感染症（COVID-19）の流行とそれに伴う失業や生活苦という環境の変化により，自殺率は再び増加してしまった。

●平均寿命への影響

　海外に目を向けると，経済危機のなかで平均寿命が短くなった国まである。ロシアでは2001年に，女性の平均寿命が71.8歳であったのに対し，男性では58.9歳まで落ち込んだ[8]。ソビエト連邦の崩壊，市場経済化に伴い経済が混乱したロシアでは，死亡率が1991年から1994年にかけて上昇し，その後経済がやや安定した1998年までは下降した。しかし，1998年の通貨・経済危機で再び社会不安が高まって以降，2001年までに死亡率は再び反転，上昇している。

　変化が著しかったのは，35〜69 歳の成人である（変化への寄与率 63.8〜80.4%）。総じて社会的弱者とされる子どもや高齢者よりも，成人で死亡率の変化が大きく，女性より男性で変化が大きかった。また，アルコールなどの中毒（poisoning）や自殺などを含む外因死（external cause）が多いこと，それ以上に虚血性心疾患や脳卒中など循環器疾患が多いことなどから，経済危機による心理的・社会的ストレスが関与していることが窺われる。

　また，不況にさらされた多くの国々において，社会政策の予算を増やしたか，緊縮財政策をとったかという対応次第で，大きな差が一貫してみられ，「経済政策で人は死ぬ」ことが明らかにされている[7]。不況時に公共住宅予算，医療費，失業対策費などを削減した国で HIV 感染や結核，自殺などが増えた一方で，社会政策の予算を増やした国々では国民の健康が守られていた。

　生死を分けるのは経済危機そのものではない。その後の政策である。「環境としての社会」が，健康に影響を与えているのは明らかである。

個人への介入の限界

　これらの階層構造をもつ要因のうち，個人の健康行動や生活習慣上のリスク（危険）因子に着目し，個人に健康教育だけで介入する方法には限界がある。そのことを示す根拠（エビデンス）が蓄積されてきている。

●減塩指導では死亡率は抑制されない

　日本中の健康教室で行われている減塩指導は，短期間の減塩食により収縮期血圧が 6.7 mmHg 程度低下すること[9]などを根拠に進められてきた。

　しかし，長期になるとはっきりとした効果がみられないことがシステマティック・レビューで報告されている[10]。それによれば，減塩指導後 6 か月以上の長期間にわたり観察している RCT は 8 論文ある。観察期間に発生した全死因死亡は，正常血圧群（3518 人）でも高血圧者を含む群（3766 人）でも，減塩指導群と対照群との間に統計学的に有意な差を認めなかったという。

●強力な死亡率抑制効果のないコレステロール摂取制限

　コレステロール摂取を減らす食事指導についてのシステマティック・レビューでも，入院生活では 15% の減少がみられるが，外来患者への緩やかな指導では，わずかに約 3% の減少（総コレステロールの基準値 220 mg/dL 未満に対し 250 mg/dL の人で約 7.5 mg/dL）しかみられなかったという[11]。

　その後の 24 の研究，6 万 5508 人を対象としたメタアナリシス（複数の研究データを結合した分析手法）の結果[12]でも，脂肪・コレステロールを減らす食事指導を受けた群の心血管疾患のイベントは，14% 減と有意な水準で抑制されていたものの，心血管疾患による「死亡」率や，全死因死亡率では，有意差は認められていない。

　これらを受けて 2015 年 2 月に発表された米国の保健福祉省・農務省による「米国人の食生活に関するガイドライン」と，同年 3 月に日本の厚生労働省が発表した「日本人の食事摂取基準（2015 年版）」の両者において，それまであったコレステロール摂取制限は外された。

●健康教育の効果も立証はされず

　効果がないのは，減塩やコレステロール制限などの食事指導だけではない。禁煙，運動指導，体重コントロールなど，虚血性心疾患の危険因子についての健康教育や，カウンセリングによる介入策についても，システマティック・レビューでその効果は立証されていない[3]。

　効果が確認されたのは，薬物療法を併用されていたハイリスクの高血圧患者群においてであった。リスクをもたない一般集団への健康教育の効果は限定的であり，税制や法規制による介入のほうがより効果的かもしれないと結論している[3]。

なぜ健康教育の効果は薄いのか──禁煙を例に

　生活習慣病の危険因子である個人の生活習慣や健康行動に介入しても，効果が薄いのはなぜであろうか。予防可能な要因のうち，単一で最も重要な要因であり[13]，研究が蓄積されている「禁煙」を例に考えてみよう。

喫煙者全体に禁煙指導をしても，その成功率は約 10% にすぎない[14]。その理由は，たばこの害，禁煙の必要性について聞いただけでは，実行に移せる人が少ないからである。「たばこを吸っていても長生きしている人はいっぱいいる」「きっと自分は大丈夫」「長生きしたいとは思わない」など，やめない理由はいくらでもみつかる。禁煙指導は，一部の人にしか効果がみられないのである。

●行動変容に至る段階

Prochaska（プロチャスカ）ら[15] によれば，行動変容に至るまでには 5 つの段階がある。無関心期（precontemplation），関心期（contemplation），準備期（preparation），実行期（action），維持期（maintenance）である。

無関心期は行動を変えようという気持ちのない時期で，問題があることに気づいていないか過小評価している。関心期になると，問題には気づいているが，本気で実行に移す準備が整っていない段階である。準備期になると，たばこの本数を少し減らしてみたりして，禁煙の決断（decision making）をする時期である。ここに至るまででも長い道のりである。

いよいよ実行期になると，相当の時間と努力を注いで行動を実行に移す。しかし，短期間なら行動を変えることはできても，それを維持するのは容易ではない。「禁煙なんて簡単だ。もう 10 回もやった」という人もいるくらいだから。平均でも，喫煙者は生涯禁煙者になるまでに 3〜4 回は禁煙を試みているという[16]。これが「成功は単に一時的」[14] で，先に示したような長期効果が乏しい理由である。

●準備期は 1〜2 割

喫煙者のうちどれくらいの人が，各段階にあるのだろうか。米国の 3 つの地域における，まだ喫煙している（準備期以前の）1 万 8463 人を対象にした調査によれば，無関心期と関心期にある人が 4 割ずつで，準備期にある者は 2 割にすぎなかったという[17]。日本でも，喫煙者のうち，準備期段階の人は医療機関の外来患者で 20%，地域・職域の一般喫煙者では 10% にとどまるという[16]。

禁煙指導で総死亡率が低下することを，RCT で初めて示したという研究でも，禁煙指導の 5 年後に禁煙を続けていた人の割合は，21.7% である。しかも，この研究の対象者は，自覚症状はないが，肺気腫の前駆症状である気道閉塞の所見があるハイリスクの集団であり，その禁煙指導は 10 週間にもわたる集中的なものであった[18]。

これらのことから，禁煙指導には，各段階に応じた支援策が必要であること，禁煙指導をしてもすぐにたばこをやめる準備ができている人は 1〜2 割にすぎないこと，しかもそれを維持することは容易ではなく，集中的な指導を受けても継続できる人は 2 割程度にとどまることがわかる。同じようなことが，食事や運動指導などにも当てはまるのである。

ハイリスク・ストラテジーの特徴と限界

●ハイリスク・ストラテジー

Rose（ローズ）は，予防医学にはハイリスク・ストラテジーとポピュレーション・ストラテジーという 2 つの戦略があるとし，それぞれの特徴と限界を述べている[14]。

ハイリスク・ストラテジーは，疾患を発症しやすい高いリスクをもった個人に対象を絞り込んだ戦略である。この戦略は，従来の医療の考え方や組織が使えること，技術が確立している場合には費用対効果の点で優れていることなどが特徴である。

一方で，喫煙や運動不足，カロリー過剰摂取などが生活習慣病の危険因子であることが科学的に明らかにされても，それだけでは不十分である。多くのハイリスク者に長期にわたり効果がみられる介入方法が開発されなければならない。例えば，前述した RCT の集中的な禁煙指導では，指導をしなかった群の 5.4% に比べ 4 倍（21.7%）の禁煙成功率が得られ，総死亡率が 15% 減少したが，減らせた死亡者は 1000 人に指導して 1 年あたり 1.55 人にとどまっている[18]。

また，患者のなかには複数の疾患，例えば脂質異常症と肥満，糖尿病，高血圧をもっている人が少なくない。これだけでも大変なのに，このような人には，さらに複数の望ましくない生活習慣，例えば喫煙や運動不足，

食習慣が基礎にあることが多い。これらすべての疾患や不健康な行動について，1 人ひとりがどの段階にあるかをアセスメントし，その段階にふさわしい支援をすることが必要である。それは，不可能ではないかもしれないが，患者の多さと，それにかかる手間や人手，医療費などを考えると，現実的とは思えないほど困難である。

　つまり，個人への介入だけに頼るのは得策でない。ハイリスク・ストラテジーは，リスクが集団内のごく一部に限られている場合で，かつそれが同定可能で，多くのハイリスク者に長期にわたり有効な介入方法が確立し，実際にそれが供給可能という 4 条件が揃ったときに限って力を発揮する，1 つの戦略にすぎないのである[19]。

●ポピュレーション・ストラテジー

　Rose が示しているもう 1 つの戦略が，ポピュレーション・ストラテジーである[14]。これは，対象をスクリーニングして一部に限定しない集団全体への戦略であり，リスクが集団全体に広く分布している場合に，特に有効である。そして予防医学は，2 つの（ハイリスク者とポピュレーション全体に対する）戦略を統合するものでなければならないが，主力はポピュレーション・ストラテジーにあると述べている。例えば，平均血圧をたった 3% 減らすことで，高血圧のために医療機関を受診する人の数を 1/4 減らすことができるという。

　問題は，社会レベルに対する有効な介入策があるのかということ，そして，効果の評価が難しいことである。

🌐 ゼロ次予防──健康によい社会づくり

　健康の社会的決定要因（SDH）を解明する社会疫学は，健康格差の実態やそれをもたらす関連要因・メカニズムを明らかにしてきた。しかし，エビデンスを示すことは重要だが，それで終わりにしてはならない。加えて，健康格差の縮小まで図るべきだ。それを図ろうとするとき，どのような「取り組み」（政策・実践などによる対策）を強めることが必要になるのだろうか。

●**今後期待されるゼロ次予防**

　「健康の社会的決定要因」は，直接的に健康を決定する場合よりも，低所得や教育を受ける機会が少ないことによってもたらされる経済的な困窮などの慢性的なストレスや無力感，喫煙，健診未受診などの望ましくない健康行動を介して，間接的に健康に影響を及ぼしている場合が多い。

　つまり直接的な「原因」として以上に，間接的な「原因の原因」であることが多い。あるいは，リスクから不健康に至る過程を川の流れに例えたときの「上流要因」として，健康の社会的決定要因は重要である。したがって，今後強化されるべきは「原因の原因」や「上流要因」に迫る「ゼロ次予防」（primordial prevention）である。

　ゼロ次予防の目的は，「疾患リスクを大きくすることが知られている社会的，経済的，文化的な生活パターンの出現や確立を避けること」であると WHO の『Basic Epidemiology』（標準疫学）の初版（1993 年）[20] で示されている。その第 2 版（2006 年）[6] の日本語版である『WHO の標準疫学（第 2 版）』[21] において，「ゼロ次予防」という訳が当てられた。

　予防の取り組みには，1〜3 次予防がある（**表 13-1**）。病気が発生しな

表 13-1　ゼロ〜3 次予防

	対象となるフェーズ	内容	例
ゼロ次予防	健康時 （発病・発症前）	健康によい環境づくり	建物内禁煙，運動に適した公園の整備など
1 次予防	健康時 （発病・発症前）	健康増進	健康によい食事・運動・社会参加等の健康行動など
2 次予防	発病後 （無症状期）	早期発見・早期治療	健診・保健指導，早期手術など
3 次予防	発病後かつ発症後	合併症・重篤化予防，機能回復，QOL 向上	重症化予防のための治療，リハビリテーションなど

他に，予防接種など発病・発症予防を 1 次予防とし，健康増進や遺伝子への介入を「ゼロ次予防」とするものや，3 次予防を合併症や重篤化予防に限定し，リハビリなどによる機能回復あるいは終末期の緩和ケアを独立させて「4 次予防」とするもの，苦痛・恐怖・孤独の予防を「無限予防」とするものなどがある。

いように生活習慣を変えるなどの 1 次予防，発病後（の無症状期）に早期発見，早期治療しようというのが 2 次予防，発症後のリハビリテーションや重症化予防などが 3 次予防である。それに対し，「原因」だけでなく，より上流要因に着目して，「原因の原因」となる社会経済的，環境的，行動的条件の発生を防ぐための対策をとるのが「ゼロ次予防」である[21]。

●健康な「人づくり」から「まち・社会づくり」へ

ゼロ次予防を言い換えると「暮らしているだけで，健康によい（行動をとってしまうような）社会経済的な（要因を中心とする）環境づくり」である。

人は，無数の選択肢のなかから，自分の意思だけで，自由に行動を選択しているわけではない。環境から与えられた限られた選択肢のなかで選んでいる。いくら地中海料理が体によいと知っていても，寿司店や中華街で地中海料理を頼んだり食べたりするのは難しい。

健康なまちや社会は，健康に対する意識が高い人や健康な人が集まってできている側面と同時に，健康によい選択をしやすい環境という側面もある。同じ人でも，ブラック企業から別の職場に移ることで，健康によい行動をとりやすくなったりストレスが緩和されやすくなったりして，結果として健康状態が改善するのだ。

それまでの予防策の中心であった早期発見・早期介入（二次予防）や健康増進（一次予防）は，本人の自覚的努力や我慢を強いる面があったが，ゼロ次予防は「努力や我慢をせずとも健康になってしまうまち・社会づくり」を目指すものである。

そんなうまい話があるのか？　ゼロ次予防について考えたことがない人は疑問に思うだろう。以下では，環境を変えることで健康に望ましい行動をとるように仕向けるゼロ次予防の具体例をいくつか挙げてみよう。

●禁煙・食事への社会レベルでの介入例
●禁煙の例

禁煙でいえば，人に働きかける禁煙教育を行い禁煙の努力をしてもらうことや，ニコチン依存症の治療をすること以外にも，できる介入は多い。

たばこ代の値上げや，自動販売機でも未成年がたばこを買えないように
したり，たばこの広告を規制したり，パッケージに写真入りで健康に有害
であると示すことの義務化，また，禁煙スペースを増やし建物全体や駅周
辺を禁煙にしてしまうことなどである。

これらはもはや過激な方法ではない。2003年のWHO総会で採択され
たたばこ規制枠組み条約において，各締約国の義務として規定されている
規制や対策などを具体化したものである。つまり，国際的にみて標準的な
対策である。

◉減塩の例

塩分摂取量を減らす減塩においても，減塩教育以外にできることは多
い。例えば，塩の容器に空いている穴の数を減らしたり[22]，穴を小さくし
たりすると[23]，振りかける塩の量が減ることが報告されている。昔のトマ
トジュースには，トマトの青臭さを抑えるため食塩が加えられているのが
普通だったが，今では食塩無添加のものが増えている。

英国では，チーズやパンなど加工食品の製造過程で使われる食塩の量を
少しずつ減らすことで，消費者に気づかれないまま口に入る食塩の量を減
らしたと日本でも紹介された。英国でとられた政策を比較すると，メディ
アを使ったキャンペーンや食塩含有量のパッケージへの表記の義務化な
ど，本人が知って行動を変えるタイプの政策による減塩効果が2%にとど
まったのに対し，本人の努力が要らない加工食品の製造過程での減塩では
15〜20%と，桁違いに効果が大きかったという[24]。

日本でも，2001年からの15年間に食塩摂取量が2割ほど減ったが，同
じ時期に食品加工業が使った塩も約1000万トンから800万トンへと2割
程度減っている（図13-2）。減塩食品はおいしくないといわれるが，実
際に実験してみると，シチューの素[25]では気づかれず，醤油や味噌など
の調味料でも，減塩のものと普通のものを区別できない人がおよそ半数で
あったという[26]。

同じ食品でも食塩無添加や減塩の製品が増え，スーパーなど小売店で意
識せずに手に取った食品の食塩含有量が少ないという環境ができ，しかも
消費者が味の違いに気づかない。そのような環境に暮らしているだけで食
塩摂取量は減って，健康な人が増える，これぞ，ゼロ次予防である。

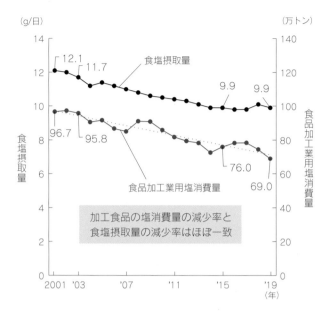

図 13-2　食塩摂取量と，食品加工業用塩消費量の変化

食塩摂取量は厚生労働省「国民健康・労働調査」（2003 年以降は年齢調整値），食品加工業用塩の消費量は財務省「塩需給実績」をもとに作成。

●社会（環境）レベルへの新しい介入の可能性

◎建造環境

　人間が作り出した環境のことを，建造環境（built environment）と呼ぶ。例えば，都市部では公共交通機関が充実し，逆に人口密度が低い地域では車での移動が多い。その結果，人口密度が高いまちに暮らす人ほど，移動における歩行の割合が多い（図 13-3）。

　運動しやすい環境や，歩道や商店があるなどの歩きやすい環境のなかで生活している人は，運動頻度や歩行時間が長く[27]，腰痛・膝痛[28]や認知症[29]まで少ないことがわかってきた。公園があるなど運動に適した環境に暮らす人は，近くにそれがない人に比べ，運動頻度が 2 割多い[30]。このように建造環境が身体活動量や歩行量に関連を示すことが，体系的に集めた研究に基づくシステマティック・レビュー[27]で報告されるほどに研究が蓄積されてきている。

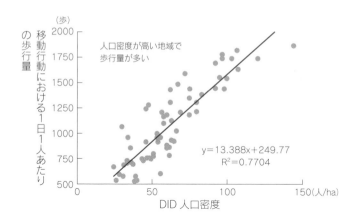

図 13-3　人口密度と歩行量
〔国土交通省都市局：まちづくりにおける健康増進効果を把握するための歩行量（歩数）調査のガイドライン. 2, 2017. https://www.mlit.go.jp/common/001186372.pdf〕

　そのほかにも，公共交通機関を利用しているほど，歯科を受診している高齢者が多い[31]。また，緑地面積が多い地域に暮らしている人[32]や，女性に限られるが小学校から 400 m 以内の地域に暮らしている人[33]には，うつが少ない。食料品店が近くにあると答える人たちでは，ないと答える人たちよりも，果物・野菜の摂取頻度が高く[34]，要介護認定を受ける確率や[35]認知症になる確率[36]，死亡する確率[37]も低い。

　このように，まちの歩きやすさ（walkability）をはじめ，公園や歩道，公共交通機関，商業施設などへのアクセスや配置などの建造環境によって，その中に暮らす人たちの行動が変わり，その結果，健康状態にまで違いが出てくることが，次々と検証され報告されている。

◉**情報環境**

　情報環境が，人々の健康にも影響を与えることがわかってきた。インターネットやメールを月に数回以上使っていると答えた高齢者の割合は，2019 年の調査で，非都市部の 49.2% に比べ都市部では 71.5% と高かった[38]。インターネットを利用している高齢者では，所得・教育歴などの違いを考慮しても，使っていない高齢者に比べ，3 年間のうつ発症率が 3 割抑えられている[39]。

　このような情報環境以外にも，いわゆる肌年齢や体内年齢などを測定したり，歩数や身体活動量などの情報をスマートフォンでフィードバックされたりすることも，情報環境に含めることができるだろう。景品などと交換できる健康ポイントやマイレージなどと結びつけて意欲を引き出すという経済的な刺激（インセンティブ）には，禁煙や予防接種などにおいて効果がみられたというシステマティック・レビューもある[40]。

◉社会参加しやすいまちづくり

　前章で紹介したソーシャル・キャピタルの主な構成要素である「社会参加」のしやすさにも，環境要因が影響し，健康状態に差が生まれることを示唆する結果が相次いで報告されている。例えば，サロンなどの通いの場の近くに暮らしている高齢者ほど，サロンへの参加割合が高い[41]。近くに参加先となるグループがないまちよりも多いまちのほうが，社会参加につながりやすいだろう。

　さらに，本人がスポーツのグループに参加していなくても，スポーツのグループに参加している人が多いまち（小学校区など）では，その姿をみて「元気をもらった」り，観戦したり，ボランティアとして関わったりする人が多いこともわかってきた。

　観戦するとき，人は大声を出して応援したり，飛び跳ねたりして身体を動かしている。その運動量は相当なものになる。それらの結果，他の高齢者が社会参加をより多くしているまちでは，参加していない高齢者を含めて健康水準が高い現象が確認されている[42-44]。つまり，社会参加しやすく社会参加がさかんな，ソーシャル・キャピタル豊かなまちづくりをすると，自らは参加していない人にまで，波及効果があることがわかってきたのである。

第13章のまとめ

　以上，禁煙，減塩，建造環境，情報環境，社会参加しやすいまちづくりの例にとどめるが，創意工夫次第で，「暮らしているだけで健康になれるまちづくり・社会づくり」の可能性がみえてきている。

　これらは健康格差の縮小策としても有望である。健康格差は，健康無関

心層，いや「明日の健康よりも今日の生活」に追われている人たちの健康
行動や健康状態が悪いことによって生まれるが，社会環境の改善や質の向
上を図るゼロ次予防は，そのような人たちにも恩恵が及ぶことが多いと考
えられるからだ。

　今後，強めるべき「取り組み」（政策・実践などによる対策）には，社
会環境レベルへの介入による健康なまち・社会づくりの視点が重要なの
だ。

■文献
1) Porta M（ed）：A Dictionary of Epidemiology. Oxford University Press, 2008〔日本疫学会
　（訳）：疫学辞典，第5版．日本公衆衛生協会，2009〕
2) Lomas J：Social capital and health；implications for public health and epidemiology. Soc
　Sci Med, 47：1181-1188, 1998
3) Ebrahim S, Taylor F, Ward K, et al：Multiple risk factor interventions for primary preven-
　tion of coronary heart disease. Cochrane Database Syst Rev, 19（1）：CD001561, 2011
4) Wanless D：Securing our future health；taking a long-term view, Final Report. HM Trea-
　sury, 2004
5) BBC News：Study doubts health drive gains. 2004.2.25
　http://news.bbc.co.uk/1/hi/health/3516745.stm（2022年1月20日確認）
6) Bonita R, Beaglehde R, Kjellström T, et al：Basic epidemiology, 2nd edition. World Health
　Organization, 2006〔木原雅子，木原正博（監訳）：WHOの標準疫学，第2版．124，三煌
　社，2008〕
7) スタックラー D，バス S（著），橘明美，臼井美子（訳）：経済政策で人は死ぬか？―公衆衛
　生学から見た不況対策．草思社，2014
8) Men T, Brennan P, Boffetta, P, et al：Russian mortality trends for 1991-2001；analysis by
　cause and region. BMJ, 327：964-970, 2003
9) Sacks FM, Svetkey LP, Vollmer WN, et al：Effects on blood pressure of reduced dietary so-
　dium and the Dietary Approaches to Stop Hypertension（DASH）diet. DASH-Sodium
　Collaborative Research Group. N Engl J Med, 344：3-10, 2001
10) Adler AJ, Taylor F, Martin N, et al：Reduced dietary salt for the prevention of cardiovascu-
　lar disease, Cochrane Database Syst Rev, CD009217, 2014
11) Tang JL, Armitage JM, Lancaster T, et al：Systematic review of dietary intervention trials
　to lower blood total cholesterol in free-living subjects. BMJ, 316：1213-1220, 1998
12) Hooper L, Summerbell CD, Thompson R, et al：Reduced or modified dietary fat for pre-
　venting cardiovascular disease. Cochrane Database Syst Rev, CD002137, 2012
13) Bitton A, Fichtenberg C, Glantz S：Reducing smoking prevalence to 10% in five years.
　JAMA, 286：2733-2734, 2001
14) Rose G：The Strategy of Preventive Medicine. Oxford University Press, Oxford, 1992〔曽田
　研二，田中平三（監訳）：予防医学のストラテジー――生活習慣病対策と健康増進．医学書院，
　1998〕
15) Prochaska JO, Diclemente CC, Norcross JC：In search of how people change. Applications
　to addictive behaviors. Am Psychol, 47：1102-1114, 1992
16) 中村正和：禁煙サポート．畑栄一，土井由利子（編）：行動科学―健康づくりのための理論
　と応用．70-84．南江堂，2003

17) Velicer WF, Fava JL, Prochaska JO, et al：Distribution of smokers by stage in three representative samples. Prev Med, 24：401-411, 1995

18) Anthonisen NR, Skeans MA, Wise RA, et al：The effect of a smoking cessation intervention on 14.5-year mortality；a randomized clinical trial. Ann Intern Med, 142：233-239, 2005

19) 近藤克則：健康格差社会への処方箋．183, 医学書院，2017

20) Beaglehole R, Bonita R, Kjellström T, World Health Organization：Basic epidemiology. World Health Organization, 1993

21) Bonita R, Beaglehole R, Kjellström T, World Health Organization, 木原雅子，木原正博 (監訳)：WHO の標準疫学，第 2 版．123-125，三煌社，2008 http://apps.who.int/iris/bitstream/10665/43541/3/9241547073_jpn.pdf（2022 年 1 月 20 日 確認)

22) Goffe L, Wrieden W, Penn L, et al：Reducing the Salt Added to Takeaway Food：Within-Subjects Comparison of Salt Delivered by Five and 17 Holed Salt Shakers in Controlled Conditions. PLoS One, 11（9), e0163093, 2016

23) Farleigh CA, Shepherd R, Wharf SG：The Effect of Manipulation of Salt Pot Hole Size on Table Salt Use. Food Quality and Preference, 2：13-20, 1990

24) Collins M, Mason H, O'Flaherty M, et al：An economic evaluation of salt reduction policies to reduce coronary heart disease in England：a policy modeling study. Value Health, 17（5)：517-524, 2014

25) De Kock HL, Zandstra EH, Sayed N, et al：Liking, salt taste perception and use of table salt when consuming reduced-salt chicken stews in light of South Africa's new salt regulations. Appetite, 96：383-390, 2016

26) Nakamura M, Aoki N, Yamada T, et al：Feasibility and Effect on Blood Pressure of 6-Week Trial of Low Sodium Soy Sauce and Miso（Fermented Soybean Paste). Circ J, 67（6）：530-534, 2003

27) Barnett DW, Barnett A, Nathan A, et al：Built environmental correlates of older adults' total physical activity and walking：a systematic review and meta-analysis. Int J Behav Nutr Phys Act, 14（1）：103, 2017

28) Okabe D, Tsuji T, Hanazato M, et al：Neighborhood Walkability in Relation to Knee and Low Back Pain in Older People：A Multilevel Cross-Sectional Study from the JAGES. Int J Environ Res Public Health, 16（23）：4598, 2019

29) Tani Y, Hanazato M, Fujiwara T, et al：Neighbourhood sidewalk environment and dementia incidence in older Japanese adults：the JAGES cohort. Am J Epidemiol, 190（7）：1270-1280, 2021

30) Hanibuchi T, Kawachi I, Nakaya T, et al：Neighborhood built environment and physical activity of Japanese older adults：results from the Aichi Gerontological Evaluation Study（AGES). BMC Public Health, 11：657, 2011

31) Kiuchi S, Aida J, Kusama T, et al：Does public transportation reduce inequalities in access to dental care among older adults? Japan Gerontological Evaluation Study. Community Dent Oral Epidemiol, 48（2）：109-118, 2020

32) Nishigaki M, Hanazato M, Koga C, et al：What Types of Greenspaces Are Associated with Depression in Urban and Rural Older Adults? A Multilevel Cross-Sectional Study from JAGES. Int J Environ Res Public Health, 17（24）：9276, 2020

33) Nishida M, Hanazato M, Koga C, et al：Association between Proximity of the Elementary School and Depression in Japanese Older Adults：A Cross-Sectional Study from the JAGES 2016 Survey. Int J Environ Res Public Health, 18（2）：500, 2021

34) Yamaguchi M, Takahashi K, Hanazato M, et al：Comparison of Objective and Perceived Access to Food Stores Associated with Intake Frequencies of Vegetables/Fruits and Meat/

Fish among Community-Dwelling Older Japanese. Int J Environ Res Public Health, 16 (5)：722, 2019

35) Momosaki R, Wakabayashi H, Maeda K, et al：Association between Food Store Availability and the Incidence of Functional Disability among Community-Dwelling Older Adults：Results from the Japanese Gerontological Evaluation Cohort Study. Nutrients, 11（10）：2369, 2019

36) Tani Y, Suzuki N, Fujiwara T, et al：Neighborhood Food Environment and Dementia Incidence：the Japan Gerontological Evaluation Study Cohort Survey. Am J Prev Med, 56 (3)：383-392, 2019

37) Tani Y, Suzuki N, Fujiwara T, et al：Neighborhood food environment and mortality among older Japanese adults：results from the JAGES cohort study. Int J Behav Nutr Phys Act, 15 (1)：101, 2018

38) 井手一茂，近藤克則：ウィズコロナ時代における地域間健康格差．老年内科，3（1）：66-73, 2021

39) Nakagomi A, Shiba K, Kondo K, et al：Can Online Communication Prevent Depression Among Older People? A Longitudinal Analysis. J Appl Gerontol, 41（1）：167-175, 2022

40) Giles EL, Robalino S, McColl E, et al：The effectiveness of financial incentives for health behaviour change：systematic review and meta-analysis. PLoS One, 9（3）：e90347, 2014

41) Ichida Y, Hirai H, Kondo K, et al：Does social participation improve self-rated health in the older population? A quasi-experimental intervention study. Soc Sci Med, 94：83-90, 2013

42) Tsuji T, Miyaguni Y, Kanamori S, et al：Community-Level Sports Group Participation and Older Individuals' Depressive Symptoms. Med Sci Sports Exerc, 51（11）：2217-2223, 2019

43) Tsuji T, Kanamori S, Miyaguni Y, et al：Community-Level Sports Group Participation and the Risk of Cognitive Impairment. Med Sci Sports Exerc, 51（11）：2217-2223, 2019

44) Fujihara S, Tsuji T, Miyaguni Y, et al：Does Community-Level Social Capital Predict Decline in Instrumental Activities of Daily Living? A JAGES Prospective Cohort Study. Int J Environ Res Public Health, 16（5）：828, 2019

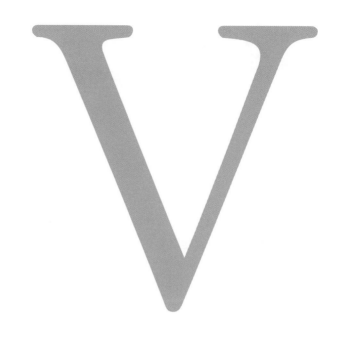

V

社会と健康をめぐる課題

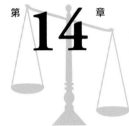

第14章 基礎科学としての社会疫学の課題

　ある研究分野を煉瓦造りの建物に例えれば，個々の実証研究は1個の煉瓦にあたる。大きな建物をつくるためには，材料となる1つひとつの煉瓦がしっかりとしていることは重要である。しかし，それだけでは十分ではない。思いつきで煉瓦を積み上げたのでは，煉瓦の山はできても，人が住んで使えるような建物にはならない。建物をつくるには，設計図や見取り図にあたる理論や仮説体系が必要である。

　本書は，社会疫学について実証研究を紹介しながら，その見取り図となるような理論・仮説体系を描き，到達点と今後の課題を示す試みであった。今後，研究分野としてさらに発展するためには，理論・仮説体系（設計図）も拡充・展開させ，良質な実証研究（煉瓦）をさらに積み重ねなければならない。

　学術研究の知見が活用され，人々がその恩恵を受けるまでの道のりは遠く，その過程で乗り越えるべき課題も多い。社会疫学の課題は，大きくは2つにまとめることができる。

社会疫学の2つの課題——科学的合理性と社会的合理性

　2つの課題とは，科学としての課題と，社会への還元をするうえでの課題である。それぞれ「科学的合理性」と「社会的合理性」に関わる課題と言い換えることもできる。

　科学者が確実な予測を行えることについてなら，「科学的合理性」に則って，公共・社会も判断すればよい。しかし，科学者にも予測できない

状況で，何らかの社会的意思決定をすべき場合がある。例えば，2020 年の新型コロナウイルス感染症（COVID-19）の大流行への対処である。未知のウイルスで，変異型も次々と現れ，その感染力や致死力が不明で，予防・治療に有効な方法もなかった。そのため，「科学的妥当性」を満たす科学的方法で，流行を抑えることと経済や社会を回すことを両立させる方法を解明するには時間がかかる。しかし，社会・国民にとっては，感染症の流行も経済的な停滞も避けたいので，科学的には確実とはいえなくとも，よさそうな対策をとることが望まれた。

　このように，科学者にも，情報不足で確実な判断がつかない状況でありながら，社会的に問題に対処しなくてはならない場面がある。そのときには，「科学的合理性」だけでは対処できない。それに代わって，社会の合意に基づく「社会的合理性」が判断の根拠になるわけである[1]。

　社会疫学とは「健康状態の社会的分布および健康の社会的決定要因を研究する疫学の一分野」[2]，あるいは「社会構造，社会制度，人間関係が健康に影響を及ぼす仕組みを追求する疫学の一分野」[3] である。疫学という科学の一分野であれば，当然「科学的合理性」の追求が第 1 の課題となる。

　一方，社会のありようが健康に影響していることが明らかになるにつれ，いずれは「健康によい社会・まちづくり」へとその応用を期待されるようになるのは，いわば必然である。そうなると，その研究成果をどのように社会に還元し「社会的合理性」による判断に寄与するのかが，第 2 の課題になるであろう。

基礎科学としての疫学

　疫学は，応用科学である公衆衛生学，あるいは実践である公衆衛生活動の基礎科学と位置づけられる[4]。基礎科学では，「科学的合理性」の追求が不可欠である。

●コレラ流行と疫学者 Snow

　例えば，原因菌が広く知られる 40 年も前に，コレラの流行を制圧できた背景には，疫学者による「科学的合理性」の徹底的な追求があった。

　第13章でも紹介したSnowは，ロンドンにおけるコレラ流行を抑え込むのに貢献した疫学者である。Snowは1849年にコレラの原因が水であるという仮説を立てた。「コレラの毒素が汚水として大きな河に流れ込み，さらに何マイルにも及ぶパイプを通じて分布し，しかもその特異的な影響を及ぼすといった状況は実に驚くべき性質のもので，地域社会にとっては大変な重要性をもっていることから，いかに堅固な根拠に基づいて，いかに厳密に調べても，厳しすぎるということはあり得ないであろうと思った」と書き残しているという[5]。

　そして待つこと5年，1854年にロンドンでコレラが流行したときに，コレラで死亡した患者の分布と飲料水の供給源との関連を徹底的に解明した。その結果，ブロードストリートの井戸水が流行の原因であることをつきとめた（図14-1）。この科学的な研究が基礎となって，飲料水の供給源であった井戸のポンプのハンドルが外されたのであった。

　イタリアのPacini（パチーニ）がコレラ菌を発見したのは同じ1854年であり，有名なドイツのKoch（コッホ）による報告でコレラ菌が広く知られるようになった1893年よりも，40年も前のことである[6]。

🌐 基礎科学としての研究課題

　社会疫学では，所得格差の拡大による健康への悪影響のほか，民主主義の発展がソーシャル・キャピタルを豊かにすることを通じて健康によい影響を与えるという仮説をも扱う。もしこの仮説が真実ならば，清潔な環境や生活習慣だけでなく，税制や社会保障制度，コミュニティのあり方までを問うことになる。

　社会疫学が社会に与える潜在的影響が大きいからこそ，「科学的合理性」の徹底した追求が重要であろう。社会経済的要因と健康との「関連」の実証と「因果関係」の解明とに分けて，課題を考えてみたい。

●関連の実証

　日本においては，記述疫学レベルの研究の蓄積がまだ必要な段階と思われる。海外からみると，日本は医療へのアクセスに恵まれており，かつて

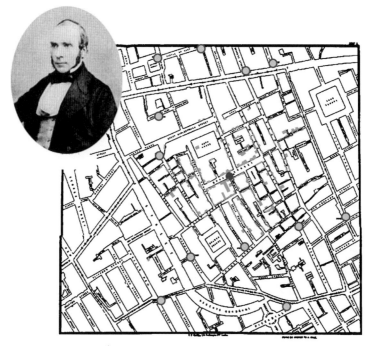

●ブロードストリートの井戸　○井戸　■死亡者

図 14-1　Snow とロンドンのコレラによる死亡者と井戸の分布

〔Snow on cholera. Hafner Publishing Company, 1965 をもとに作成〕

は所得格差が小さく，ソーシャル・キャピタルが豊かな国であった[7]。また，心理的な側面でも，西洋と東洋では大きく異なるとされる[8]。したがって，社会経済的要因・心理的要因と健康との関連は，日本と諸外国とは異なるかもしれない。

　実際，レジャーにおける身体活動量は，欧米では職業階層が高いほど多いため逆ピラミッド型を示すが，日本では中間層で多いため樽型を示す[9]。管理職・専門職の死亡率は，欧米では低いが，日本では 1995 年から 2000 年にかけて約 70% も増加した[10]。また，約 3.3 万人の高齢者を対象とした筆者らの調査では，うつは女性に多いという従来の報告とは異なり，男女差をほとんど認めなかった（column 2-1，31 頁）。さらに，所得格差が大きいと死亡率などの健康指標が悪いという関連も，ジニ係数が

0.3 を超える米国などでは顕著だが，0.3 未満の国では弱い[11]。

まずは，いろいろな社会経済的要因と，健康，行動，心理的要因などとの関連が，異なる人口集団や地域において，信頼性の高い方法によって，再現性をもって観察されるのか否かを明らかにする必要がある。また，関連がみられたとしても，それが対象や場所によって異なるのか，例えばある閾値（その値を境に，上下で結果や条件などが異なる値）をもつものなのか，曝露されている量と相関するような線形関係を示すのかなど，明らかにすべきことは多い。

●因果関係の解明

次に必要なのは，因果関係や作用経路を明らかにすることである。関連があるからといって，因果関係とは限らないからである。

◉コレラ菌とコレラの関係

今ではコレラ菌がコレラの原因菌であることは常識である。しかし，コレラで死亡した患者の体内からコレラ菌が発見され，両者の「関連」が明らかにされた当時，「因果関係」をめぐる論争があった。コレラ菌はコレラの原因ではなく，コレラという病気によってつくられる毒素であるという「逆の因果関係」説も有力であったという。

コレラ菌が原因ではないという異論を唱えた代表は，ミュンヘン大学教授の Pettenkofer（ペッテンコーフェル）である。彼は衛生学の大家で，コレラは悪い水によって起きると考えており，ミュンヘンの下水道整備に貢献したことで知られる。彼は，コレラ菌が原因ではないことを証明するために，コッホが持参したコレラ菌の培養液を飲んだが，コレラには罹らなかったという逸話が残っている[6]。

◉社会疫学で解明すべき課題

本書では，社会経済的要因が健康に影響を与えるプロセスについての仮説を提示し，それを支持する実証研究を紹介してきた。

例を加えれば，低所得者が不健康になるのは，喫煙や運動不足などの不健康な行動をとっていることだけでは説明できない[12]。職業階層が低い層に心臓病や心臓死が多いのは，必要な検査や治療を受けていないことでは説明できない[13]。今後，このような因果関係とそれに関連する要因を解明

する研究の蓄積が重要である。

　それらを通じて，原因はどのような環境（コレラ論争でいえば水，社会疫学でいえば人間関係や大きな社会格差など）なのか，また，そのなかに存在するが目に見えない特定のもの（細菌，社会的孤立や心理的・社会的ストレスなど）が原因なのか，さらには，何らかの宿主の条件〔免疫，ストレス対処能力（第 8 章 110 頁）が低いことなど〕が揃ったときにのみ発病するのかなど，解明すべきことは多い。

●社会疫学に必要な研究資源

　社会疫学の研究を進め，上述した課題を克服するためには，次のような研究資源が不可欠である。

◉ビッグデータ

　第 1 に，大規模なデータ（ビッグデータ）である。それには 2 つの理由がある。

　まず，社会経済的要因や心理的な要因の影響は，異なる社会経済状態や心理的状態に置かれた個人を観察することによってのみ可能である。しかも，個人レベルの要因に加え，コミュニティレベルの要因の影響も考慮するとなると，多数のコミュニティから対象者を得て比較する必要がある。すでに紹介したように，所得格差が大きい社会では健康水準が低いという仮説には，それを支持する報告と否定する報告があるが，支持する報告のほうがサンプル数が大きい傾向があり，数十万人規模に上る[11]。

　もう 1 つの理由は，絡み合う交絡要因をコントロールしながら因果関係を解明するためである。社会疫学の対象は，社会で生活をしている人間であるため，実験的な手法では交絡要因をコントロールすることはめったにできない。そのぶん，より大きいサンプルが必要となるのである。

◉研究人材

　第 2 に欠かせないのは，ミッションを共有し，マルチレベル分析（multi-level analysis）[14, 15] などの高度な統計解析手法を使いこなせる研究人材やチームである。

◉研究資金

　第 3 に，研究プロジェクトやイニシアティブ（column 14-1）[16] を支え

column　14-1

プロジェクトとイニシアティブ

　筆者らが取り組んできた AGES や JAGES（column 1-2, 7 頁）は，貴重な社会疫学研究プロジェクトだったと思われるが，その研究資金は自転車操業状態であった。小さいものでは 1 つ数十万円の研究プロジェクトをたくさん積み上げ，やりくりして 20 年以上継続してきた。

　その取り組み過程や動因（driving factors）を説明するモノグラフ*を作成する過程の WHO の会議で，JAGES 全体を表現するときに「JAGES プロジェクト」のように「プロジェクト」を用いるのは不適切と指摘された。一般にプロジェクトは，目標達成までの期限があるものを指す。JAGES は，複数のプロジェクトと研究費からなっているので，その全体を指すときには，英語では「イニシアティブ」（initiative）などを用いるそうだ。

■文献
* Kondo K, Rosenberg M（eds）：Advancing universal health coverage through knowledge translation for healthy ageing：lessons learnt from the Japan Gerontological Evaluation Study. World Health Organization, Geneva, 2018

るために十分な研究資金（研究費）である。

　上述のビッグデータの取得とデータベースの構築・管理と，高度な統計手法を使いこなすことの両立は，もはや個人レベルでできる水準のものではない。研究プロジェクトやイニシアティブを組まなければ，数万人以上の対象者を数年にわたって追跡するだけでも不可能である。それを支えるのに十分な研究資金の投入がなければ，本格的な社会疫学的研究は困難である。

社会に還元するうえでの課題

　基礎科学としての社会疫学の成果を社会に還元するうえでも課題は多い。成果を還元する先として，他の医学分野と政策の 2 つを考えてみよう。

●他の医学分野へのフィードバック

　生物学や医科学の大きな発展の陰で，心理的要因や社会経済的要因が健康と関連していることを解明する科学は，軽視され傍流とみなされてきた。それに対し，社会疫学は，心理・社会と健康とが，従来思われていたよりも強く関連していることを明らかにしてきた。いわば，心と社会を再発見したのである。

　本書で紹介してきた研究の到達点をふまえれば，生物・医学（bio-medical）モデルで人間の一面のみをとらえてきたことの限界と，生物・心理・社会（bio-psycho-social）モデルへのパラダイム転換の必要性は明らかである。その必要性は他の医学分野（臨床医学と研究）にも及ぶ。

　臨床医学においては，治療前の疾患が客観的に同じ状態でも，心理・社会的支援を強めることで，予後を改善しうることが示唆されている。今まで軽視されてきた患者の心理・社会的な側面の評価や，それらへの支援のあり方を見直すべきである。社会疫学が提供したエビデンスを臨床ガイドラインに反映すべきであることも指摘され[17]，英国では社会的処方（第15章206頁）が普及し，日本でも模索が始まった。

　研究面では，従来のような生物・医学研究への研究資源の偏重を見直すべきであろう。いくら生物・医学的な技術が進歩しても，それだけで人の寿命が無限に延びるわけではない。医学が最も発展しているとみなされている米国では，平均寿命が 2 年連続で短縮したことを受けて，米国内科学会が健康の社会的決定要因（SDH）を重視するという立場表明をした[18]。

　また，仮に長寿を実現したとしても，老後の生活が不安に満ち，社会的に孤立して希望がもてない社会であれば，何のための延命であろうか。生物・医学的な研究に投入されている研究資源の一部を，遅れている心理・社会的な側面の研究に回したほうが，超高齢社会では，社会的な恩恵は大きいのではなかろうか。

●政策介入に向けての研究課題

　科学を「知識を増やす営み」と定義すれば，社会経済的要因が不健康をもたらす作用経路がわかるだけでよいのかもしれない。しかし，科学が「社会への知識の適用」を目指すのであれば，作用経路の解明に加えて，

政策介入のための以下のような課題が待ち受けている。

◉「見える化」とモニタリング

　「健康の社会的決定要因（SDH）による健康格差を放置すべきでない」と社会が合意し，効果のある対策を進めるためには，どれくらいの健康格差がどことどこの間にみられるのかを「見える化」し，モニタリングすることが必要である。

◉根拠に基づく政策形成（evidence based policy making：EBPM）

　明らかになった健康の社会的決定要因の中から，介入可能な要因を探さなければならない。さらに，Rose[19]も指摘しているように，介入可能な要因がわかっても，介入が対象に受け入れられ効果を示すとは限らない。

　仮に，所得格差が大きいことが不健康をもたらすということが証明されても，だからといって全員の所得を同額にする政策などありえないだろう。根拠に基づく，実現可能で効果がある政策を形成するのは容易ではない。

◉効果・効率の評価

　また，介入策が開発され導入されても，短期的にのみ効果があったり，一部の人にのみ効果がみられたりした健康教育の例もある。有効であった対策が，時代・環境・状況の変化により，効果が薄れることもある。結核対策としての全児童へのツベルクリン反応が廃止されたように，である。

　また，よかれと思って介入しても，時に予想外の副作用を招くことは，薬物療法の経験からも明らかである。さらに，これからの時代には，費用対効果などの吟味にも耐えられることが求められるであろう。政策介入をするためには，やはり多くの研究が必要である。

🌐 第14章のまとめ

　本書の初版に，「おそらく今は社会疫学の黎明期である」（初版169頁）と書いた。日本ではいまだ研究の蓄積が始まった段階であるため，今までにわかったことだけから社会経済的要因の健康への影響を推し量るべきではない。初版出版後の17年間に新たに得られた，ライフコースや建造環境に関する知見などのように，今後も人材や資金などの研究資源が社会疫

学研究に投入されれば，研究データが蓄積され，新たな研究手法が開発され，人材の層が厚くなるにつれ，徐々に真実が明らかにされていくに違いない。

社会疫学の課題は，どれ 1 つとっても手強い課題ばかりである。しかし，社会疫学の重要性を直感した人々により，今後も，理論研究（設計図）を発展させ，実証研究（煉瓦）を蓄積する努力が続いていくだろう。

社会経済的・心理的要因と健康の因果関係に迫り，健康長寿社会をつくろうとする社会疫学の理論や仮説は，「健康をとらえるパラダイムの転換」と呼ぶにふさわしいインパクトをもち，社会疫学研究が社会に与えるインパクトも大きい。その大きさを考えると，おそらく今は，社会疫学の隆盛期の入口にすぎない。

■文献

1) 藤垣裕子：専門知と公共性―科学技術社会論の構築へ向けて．東京大学出版会，2003
2) Berkman LF, Kawachi I (eds)：Social Epidemiology. 6, Oxford University Press, New York, 2000
3) Berkman LF, Kawachi I, Glymour MM (eds)：Social epidemiology, 2nd ed. Oxford University Press, New York, 2014〔高尾総司，藤原武男，近藤尚己（監訳）：社会疫学　上巻. 4, 大修館書店，2017〕
4) Lomas J：Social capital and health；implications for public health and epidemiology. Soc Sci Med, 47：1181-1188, 1998
5) Porta M (ed)：A Dictionary of Epidemiology. Oxford University Press, 2008〔日本疫学会（訳）：疫学辞典，第 5 版．日本公衆衛生協会，2009〕
6) 竹田美文：コレラとコレラ菌．感染症と細菌の話．アイカム，2004
7) Kawachi I，近藤克則：社会疫学とは何か．医学界新聞，2004 年 1 月 4 日号
8) Nisbett RE：The Geography of Thought. The Free Press, 2003〔村本由起子（訳）：木を見る西洋人森を見る東洋人．ダイヤモンド社，2004〕
9) Takao S, Kawakami N, Ohtsu T：Occupational class and physical activity among Japanese employees. Soc Sci Med, 57：2281-2289, 2003
10) Wada K, Kondo N, Gilmour S, et al：Trends in cause specific mortality across occupations in Japanese men of working age during period of economic stagnation, 1980-2005：retrospective cohort study. BMJ, 344：e1191, 2012
11) Kondo N, Sembajwe G, Kawachi I, et al：Income inequality, mortality and self-rated health：meta-analysis of multilevel studies. BMJ, 339：b4471, 2009
12) Kondo K, Yoshi K, Kuze J, et al：Socioeconomic inequality in health among elderly in Japan；a cohort study（Part 2）. World Federation of Public Health 10th International Congress on Public Health, 196, Abstract Book Brighton, 2004
13) Britton A, Shipley M, Marmot MG, et al：Does access to cardiac investigation and treatment contribute to social and ethnic differences in coronary heart disease? Whitehall II prospective cohort study. BMJ, 329：318-321, 2004
14) Subramanian SV：Multilevel methods for public health research. Kawachi I, Berkman LF (eds)：Neighborhoods and Health. 65-111, Oxford University Press, New York, 2003

15) 西信雄：多重レベル分析の理論と実際．日本循環器病予防学会誌，36：129-134，2001

16) Kondo K, Rosenberg M（eds）：Advancing universal health coverage through knowledge translation for healthy ageing：lessons learnt from the Japan Gerontological Evaluation Study. World Health Organization, Geneva, 2018

17) Aldrich R, Kemp L, Williams JS, et al：Using socioeconomic evidence in clinical practice guidelines. BMJ, 327：1283-1285, 2003

18) Daniel H, Bornstein SS, Kane GC, et al：Addressing Social Determinants to Improve Patient Care and Promote Health Equity：An American College of Physicians Position Paper. Ann Intern Med, 168：577-578, 2018

19) Rose G：The Strategy of Preventive Medicine. Oxford University Press, Oxford, 1992〔曽田研二，田中平三（監訳）：予防医学のストラテジー―生活習慣病対策と健康増進．医学書院，1998〕

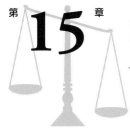

第15章 医療と公衆衛生・健康政策の見直しに向けた課題

　ここまで，本書の初版で示した社会疫学の概要に，その後の17年で加えられた知見や理論の展開を紹介してきた。それらをふまえ，医療界や社会がどのように対応し応用をしてきたのか，また，今後の課題とその克服の可能性について考えたい。本章では医学・医療分野を，次の第16章では医学・医療以外の分野について取り上げる。

医学・医療界における変化

●健康観の見直し──生物・医学モデルから生物・心理・社会モデルへ

　臨床では昔から「全人的に患者を診よ」という教えがある程度は受け入れられてきた。一方で，分子生物学的な疾患メカニズムが解明されるにつれ，生命現象のほとんどは生物学的に説明できるという確信が，医学者に共有されてきた。そのため，社会疫学が解明してきた「健康の社会的決定要因」（SDH）は，生命現象の外にある要因として，関心を向けられることは少なかった。

　しかし，臨床や公衆衛生・健康政策分野を中心に，生物・医学（bio-medical）モデルから，生物・心理・社会（bio-psycho-social）モデルへの転換の必要性が再認識されるようになってきた。

　例えば，健康関連QOLをとらえる枠組みである国際生活機能分類（ICF）のコンセプトとして，生物・心理・社会モデルが謳われた。ICFはWHO総会（2001年）で承認されているため，世界の保健医療福祉の専門家がこのモデルの重要性を認めたといってよいであろう。WHO憲章

前文（1948 年）の健康の定義に「身体的，精神的，社会的なウェルビーイング（physical, mental and social well-being）」が含まれていたことを考えると，50 年ぶりの再認識といえるかもしれない。

　最近では，オランダ発の「ポジティブ・ヘルス」という健康観が注目されている[1]。これは Huber（ヒューバー）ら[2,3] が提唱した新しい健康のコンセプト（概念）で，「身体の状態」「心の状態」「生きがい」「暮らしの質」「社会とのつながり」「日常の機能」という 6 次元で構成される。まさに生物・心理・社会モデルの健康観である。そして，その 6 次元をみればわかるように，主導するのは，医療専門職でなく本人である。

　ただし，生物・心理・社会モデルが多くの医療関係者の常識になり，それに基づく診断や治療・対応が広くなされるようになるまでには，多くの課題克服が必要であり，まだ 10 年単位の時間がかかるだろう。

●社会的処方の可能性

　健康格差やその背景にある健康の社会的決定要因への臨床レベルでの対応として「社会的処方」[4] が始まっている。

　その背景には，社会的孤立など社会関係の乏しさは 1 日にたばこを 15 本吸うのと同じくらい健康に悪いといったエビデンスの蓄積がある[5]。社会的孤立から不安が高じてうつ状態に至れば，多くの疾患のリスクが高まり，予後不良因子となる（第 7 章 96 頁）。

　例えば，不眠を訴える患者には，今までなら睡眠導入剤などの薬物処方がなされてきた。しかし，その原因がうつで，さらにその「原因の原因」が社会的孤立にあるのなら，処方すべきは社会的孤立を解消する居場所や役割・グループ活動などの社会関係である。それを処方するのが「社会的処方」である[4]。

　社会的処方にはその発祥の地である英国だけでもいくつものモデルがあり，一例として，リンクワーカーと呼ばれるスタッフを育成・雇用するものが挙げられる。リンクワーカーはその地域にあるグループ活動を把握しており，医師から処方（依頼）が来ると，患者の好みなどを聞いたうえで最適と思われる活動を紹介し，必要なら参加初回に同行もする。

　無作為化対照比較研究（RCT）を含む効果検証も進められている。例

えば，運動グループに関する簡単な情報を渡すだけの群（対照群）と，運動グループにつなげる群（介入群）とに分けて比較した RCT によれば，介入群の 724 人では 12 か月後の身体活動量が 1 週間あたり 200 分だったのに対して，対照群の 755 人では 165 分であり，冠動脈リスクあり群では介入群の身体活動量が有意に多かったという[6]。

　このような評価研究を集めたシステマティック・レビュー[7-12] では，「さらなる研究による効果検証が必要」な段階とされている。日本でもモデル事業が始まっており，今後，注目される研究課題の 1 つである。

●健康格差という社会の病と戦う

　すでに第 2 章（30 頁），第 4 章（60 頁）で紹介したように，WHO に設置された「健康の社会的決定要因に関する委員会」は，2008（平成 20）年の最終報告書で「一世代のうちに格差をなくそう」[13] と呼びかけ，それが 2009（平成 21）年の WHO 総会で決議された。

　それを受けて，世界医師会も「健康格差の重要性を認識して，その予防と削減のため行動を起こす」との声明を出した（2009 年）[14]。英国の内科医会（2010 年）[15] やカナダ家庭医学会（2015 年）[16] などがそれに続いた。さらに 2018 年には米国内科学会が声明[17] を出したが，それには米国の平均寿命が 2 年連続で短縮したという背景がある。医学の発展だけでは寿命の短縮を止められなかったのだ。日本でも，日本プライマリ・ケア連合学会が「健康格差に対する見解と行動指針」（三重宣言 2018）[18] を出すなど，医学・医療界からの動きがある。

　専門職団体が声明を出すことには，アドボケート（その人自身がもっている権利を何らかの理由で行使できない状況にある人に代わって，その権利を代弁・擁護し権利の実現を支援する行為・またはその行為者）[18] としての意味がある。WHO をはじめ，これほど多くの専門職団体などが声明を出したことによって，「健康格差の縮小」は，「一部の極端な意見にすぎない」などと，もはや無視することができなくなり，実際に政策も動き出した。

🌐「健康日本 21（第 3 次）」に向けて

●第 2 次に加えられた「健康格差」

　日本の公衆衛生政策のなかに健康格差対策がはっきりと位置づけられたのは，それほど昔のことではない。2000 年に始まった日本の国民健康づくり運動である「健康日本 21（第 1 次）」には，健康格差についての記載はなかった。

　その後，2013 年から 10 年間の「健康日本 21（第 2 次）」（以下，「第 2 次」）の基本的方向に，「健康格差の縮小」が，「健康寿命の延伸」と並んで加えられた。このことは，健康格差は放置しておいてよいものではなく，いわば「社会の病」として社会として対策をとるべきものだという合意ができたことを意味する。

　「第 2 次」についても 5 年経過時（2018 年）に中間評価が公表されたが，果たして健康格差は縮小に向かい，社会環境の整備は進んだのだろうか。2023 年からの「健康日本 21（第 3 次）」（以下，「第 3 次」）に向けた，健康格差の縮小や社会環境の整備を巡る課題は何であろうか。

●健康格差の縮小は可能

　「第 2 次」では，数値目標項目として「健康格差の縮小（日常生活に制限のない期間［健康寿命］の平均の都道府県格差の縮小）」が掲げられた。中間評価の結果，2010 年から 2016 年までの間に，健康寿命における最長と最短の都道府県間格差は，男性で 2.79 年から 2.00 年に，女性では 2.95 年から 2.70 年へと，男女ともに有意な縮小が認められた（図 4-3，65 頁）[19]。「健康格差対策に取り組む自治体の増加（課題となる健康格差の実態を把握し，健康づくりが不利な集団への対策を実施している都道府県の数）」という目標項目についても，2010 年の 11 から 2016 年には 40 に増えた。

　少なくとも健康格差の縮小は可能であることは確認された。政策としては，この間に「子どもの貧困対策の推進に関する法律」（2013 年），「生活困窮者自立支援法」（2013 年）などが成立し，最低賃金の着実な引き上げ（第 10 章 141 頁）がなされている。が，どの政策がどの程度の健康格差

の縮小に寄与したのかなどについては，今後の研究課題である。

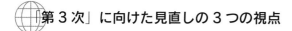 「第 3 次」に向けた見直しの 3 つの視点

　以上のように，「第 2 次」の中間評価では，おおむね前進がみられた。「第 3 次」に向けた今後の課題として，「健康格差の縮小」「社会環境の整備」「評価」の 3 点に絞って述べる（表 15-1）。

●健康格差の縮小
　「第 2 次」で健康格差の縮小に関する数値目標項目として掲げられたのは，「都道府県格差」の縮小だけであった。が，都道府県格差の背景には，より小さい地域・市町村間での格差[20]や社会階層間の格差もある[21]。また，出生時から高齢期に至るライフコース（第 1 章 17 頁）を通じて健康格差が蓄積されることがわかってきている[20]。今後は，これらの視点からのモニタリングと対策を強化する必要がある。
①市町村間格差や社会階層間格差
　一般に都道府県間よりも，市町村間，さらには小学校区などの小地域間など，分析対象とする地域が小さくなるほど，格差は大きくなる傾向があ

表 15-1　健康日本 21（第 3 次）に向けた課題

視点	第 2 次でみえてきた課題	第 3 次で期待される対策
健康格差の縮小	・市町村格差や社会階層間格差は？ ・公表されているデータが少ない	①市町村・社会階層間格差の視点からのモニタリングと対策 ②ライフコースの視点からのモニタリングと対策
社会環境の整備	・地域のつながり，企業，活動拠点，自治体以外の環境は？ ・評価をしなければ格差を広げる恐れも	①ゼロ次予防 ②建造環境の重視 ③ "Health in All Policies"
評価	・EBPM にはもっと多面的な評価が必要だが必要なデータがない	①健康影響予測評価とプログラム評価の登録データベース ②多面的評価とロジックモデル ③データ収集と評価計画

る。市町村支援にあたる都道府県が支援を強めるべきなのは，より困難を抱えた市町村だろう。そのためには，市町村間の格差，さらには市町村内の小地域間格差も把握して，要因を分析し支援することが望まれる。

　すでにわかっている主要な集団間の格差に，所得や教育，職業などで評価される社会階層間の格差がある。健康課題を抱えた人や地域を調べてみると，低所得，低学歴，不安定雇用・失業中の人や，その割合が高い地域であることが多い[21]。これらに手をつけないままで都道府県格差だけをなくすことはできないだろう。また，いずれ都道府県格差が再び拡大するときもくるだろう。そのとき，それがどの部分の格差が拡大したことによってもたらされたのかが，対策を考える拠り所になる。

②ライフコース

　上述した視点は，ある一時点の地域・集団間の格差である。それに対し，ライフコースの時間的な軸に沿った要因の蓄積や連鎖の視点でも，健康格差をとらえる必要がある。

　第1章（17頁）で紹介したように，小児期に困難にさらされた人たちほど，青年期，就労期，高齢期に至るまでのライフコースにおいて家庭・労働市場・地域から排除されがちで，加入している社会保険も平均給付月額が6万円に満たない国民年金や国民健康保険が多い。また高齢者に子ども時代に貧困や虐待などの逆境体験にさらされた経験を尋ねて分析してみると，そのような経験がある人では，ない人に比べ高齢期のうつ発症や認知機能低下リスク者の割合が高く，野菜・果物の摂取頻度が低く，口腔衛生が悪く，医療費も3割ほど高い[22]。

　このような知見が蓄積されてきてきたからこそ，WHOの最終報告書のタイトルが「一世代のうちに格差をなくそう」[13]となっている。

●社会環境の整備

　「第2次」では，「健康を支え，守るための社会環境の整備」が重要であるとして，地域のつながり，企業，活動拠点，自治体による取り組みに関する数値目標が掲げられ，それらは前進した。しかし，これら以外にも重要な社会環境はある。今後は，「ゼロ次予防」という大きな枠組みで，「建造環境」などもとらえ，「Health in All Policies（すべての政策に健康

を)」を進めることが必要と思われる。

①ゼロ次予防

非正規雇用労働者で貧困の状態にある人，閉じこもりがちな独居者など，社会的困難を抱えている人たちほど，今日・明日の生活に追われ，将来の健康に関心を寄せる余裕は乏しく，職場や地域・活動からもこぼれがちである。健康教室や健診をはじめとする自治体の施策やサービスも利用してくれない。

となると，その人たちに正しい健康情報を提供して行動変容を期待する1次予防や，ハイリスク者をスクリーニングする2次予防のアプローチには限界があり，深く考えずに推し進めれば，むしろ健康格差を拡大しかねない[23]。今後は，暮らしているだけで健康になる環境づくりによる「ゼロ次予防」[24, 25]への枠組みの拡張が必要と思われる。

②建造環境

「暮らしているだけで健康になるまちづくり」に向けて，その重要性が明らかになってきていながら「第2次」の数値目標には含まれなかったものに，建造環境がある（第13章187頁）。建造環境とは，人が作り出した，あるいは手を加えた，空間や建物，構造物を指す。

例えば，人口密度の高さ，土地利用の多様性，歩行者に優しい都市デザインがある地域に暮らす高齢者には徒歩で移動する人が多く，公共交通機関を利用する高齢者には歯科受診が多く膝痛や腰痛が少なく，公園の近くに暮らす高齢者では運動頻度が高い[25]。人口密度が高い地域では，食料品店が近くにないと答える人に比べ，あると答える人のほうが，果物・野菜の摂取頻度が高く，要介護認定，認知症，死亡発生の確率は低い[25]。また，サロンなど活動拠点の近くに暮らしている人ほど，スポーツ・趣味の会などの活動への参加が多い[25]。つまり，建造環境もそこに暮らすすべての人々の行動さらには健康に影響している。

③Health in All Policies

建造環境を含む社会環境を改善することで，ゼロ次予防を実現しようとするとき，重要になるのは，都市計画や公共交通，不動産開発，小売業をはじめとする民間事業者であり，それらを所轄する国土交通省や経済産業省などの非ヘルスセクターの政策も重要となる。WHOがアデレイド宣言

で掲げた「Health in All Policies」[26] を，日本でも関係者の共通認識にしたい。その重要性については第 16 章で述べる。

●評価

「健康日本 21」（第 1 次，第 2 次）では，数値目標を掲げて評価（中間・最終）をしたことで，前進・停滞・後退している側面がみえるようになった。今後，評価に関しては，①健康影響予測評価（Health Impact Assessment）とプログラム評価，②多面的な評価とロジックモデル，③評価計画などが課題と思われる。

①健康影響予測評価とプログラム評価

どのような取り組み（プログラム）を進めることで，どの層に，どのような影響が及びそうなのかを，事前に予測し，取り組み方を見直すのが，健康影響予測評価である[27]。加えて事中・事後のプログラム評価も，日本では遅れている。施策やプログラムが，どの層に届き，どの程度の効果や副作用が生じているのかなどを，事後的に評価をする必要がある。

今後は，このような健康影響予測評価やプログラム評価の事例を増やすとともに，それらを登録するデータベースを構築することが望まれる。それができることで，どのような取り組みが，どのような層に，どれくらい有用なのかを，評価方法も合わせて共有でき，他市町村や事業者などが参考にできるからである。

②多面的な評価とロジックモデル

「第 2 次」では数値指標の項目数が少なく，いわば評価の網の目が粗すぎた。そのため健康格差の縮小はみられたが，それがなぜかがわからない。evidence based policy making（EBPM；根拠に基づく政策形成）を進めるためには，政策形成時だけでなく事中・事後において，期待した成果が上がった場合も，上がらなかった場合も，その理由がわかるような多面的な評価が必要だろう。

EBPM のための多面的な評価に必要なのが，ロジックモデルである。ロジックモデルのマクロレベルの例が第 16 章の図 16-1（222 頁）であり，より具体的な例が第 2 章の図 2-1（34 頁）や第 12 章の図 12-4（167頁）である。どのような介入によって，どのようなアウトプットや中間ア

ウトカムが得られ，どのような最終アウトカムや長期的なインパクトが得られると期待するのか，それがわかるロジックモデルが必要である。

③評価計画

　ロジックモデルに沿って評価ができるようなデータ収集と評価計画が，「第 3 次」に向けて整備されるべきである。既存のデータだけでは足りないこととは明らかであり，必要性が高い側面に関するデータの収集・整備と，評価計画の立案が望まれる。「第 2 次」では混乱を避けるために指標数を抑えた面もあるが，当初からロジックモデルとともに，主要指標群と，より詳細な評価分析用の指標群とに分けて示せば，評価指標の数が増えても，混乱は避けられると考える。

介護予防政策の見直し

●ハイリスク・ストラテジーからポピュレーション・ストラテジーへ

　2000 年に介護保険制度が導入されてから 5 年間の要介護認定者の内訳をみると，軽度者が多かったことから，2006 年に介護予防を重視したシステムへと見直しがなされた。その中心は，健診や基本チェックリストによってハイリスク者（特定高齢者）を早期発見して，介護予防教室に誘って機能を向上しようという，ハイリスク・ストラテジーである二次予防事業であった。しかし，その後 9 年間取り組んでも，期待されたような効果が上がらなかった[28]。

　その背景には，健康の社会的決定要因と健康格差，すなわちハイリスク者は低所得や低学歴などに多く，そのような人たちほど健診に参加しないという状況があった（第 1 章 8-10 頁）。同じころ，社会参加割合が高い地域にはハイリスク者が少ないという JAGES の知見が社会保障審議会介護保険部会に報告された（図 12-1，12-2，160-161 頁）。

　このような経過で二次予防事業は廃止され，介護予防政策はポピュレーション・ストラテジーを重視する方向へという見直しが行われた。2015年度からは住民主体の「通いの場」づくりなど，社会参加しやすい「地域づくりによる介護予防の推進」が謳われ，一般介護予防事業が創設された[29]。

●**地域づくりによる介護予防**

　その後，筆者も参加した「一般介護予防事業等の推進方策に関する検討会」（厚生労働省）[30]の取りまとめでは，一般介護予防事業をさらに進める方向と，評価を行い PDCA サイクルに沿った推進を行うなどの方向が示された。加えて，高齢者の保健事業との一体的な実施をする方針も打ち出された。

　地域に暮らすのは高齢者だけではない。子ども食堂をはじめとする子ども・子育て支援や防災など，地域共生社会につながるいろいろな取り組みとの協働も，今後は重要性を増すと予想している。

🌐 歴史的に考える

●**「健康の社会的決定要因」の知見を取り込む将来の医学・医療**

　日本医学会ができたのは 120 年前である。医学の歴史を 100 年単位で振り返ってみると，ずいぶんと対象疾患や用いる科学技術を広げてきたことがわかる。今や高齢者の半数以上が抱え，医療の大きな対象となっている「高血圧」という病名すら 120 年前にはなかった。血圧計がまだなかったため，その存在を把握できず，疾患概念がなかったからだ。

　ノーベル賞受賞につながった X 線（レントゲン）や磁気，放射線，あるいはビタミン，免疫チェックポイント阻害薬など，それまで物理学者や栄養学者，分子生物学者などが発見・研究してきた成果を，診断や治療の手段に取り入れて医学は進歩してきた。つまり，それまでなら医学の外にあった新しい知見・技術を取り込み拡張してきたのが，実学である医学の歴史である。そして患者を救うために有用なものなら使ってきたのが，医療の歴史である。その際の判断基準は，国民の福祉と公衆衛生の向上に役立つかどうかであった。

　それをふまえると，120 年前に今の医学・医療の姿を想像できなかったように，120 年後の医学・医療の姿も，今は想像ができないくらい大きく変わっているだろう。その 1 つの姿として，「健康の社会的決定要因」に関する科学的な知見や技術，あるいは政策を取り込み，活用している可能性は高いと考える。

　「社会的処方」という言葉と概念は，日本では黎明期の段階にあるが，英国ではモデル事業の段階を経て，社会的孤立・孤独対策としてすでにNHS（国民保健サービス）で広く提供される段階になっている。日本の政策レベルでも，厚生労働省のみならず経済産業省や国土交通省などの政策文書に「暮らしているだけで健康になるまちづくり」などの表現がみられるようになっている。これらの社会実装が今後進んでいくと考えられる。

🌐 第15章のまとめ

　本章では，約20年の間に社会疫学が多くの課題に取り組み，その知見が蓄積され，それをふまえて，医学・医療，公衆衛生や健康に関わる専門職・団体・機関，さらに政策も変わってきたことを紹介した。

　今後も健康格差の縮小を着実に進めるには，多くの課題が残されている。どの指標において，どの程度の健康格差が，どの地域・集団間にあるのか，また，それをもたらしている要因は何か，それはどのように分布しているのかなどについてのモニタリングや研究が必要である。ロジックモデルに沿って多面的なデータが日常業務を通じて蓄積されるような仕組みを作るためには，データ収集・評価計画が必要である。

　また，健康格差・生成のメカニズムの解明にとどまらず，事前に政策による健康影響を予測して評価を行い，政策決定や修正の根拠にしたり，介入を試みて事後的にプログラム評価を行った結果を，データベースに登録して集積したりする仕組が欲しい。それによって明らかになる「効果の大きい取り組み」を広げて，健康格差を縮小していくことなどが，今後の課題と思われる。

　気が遠くなるような多くの課題が待ち受けているが，歴史的な視点で考えるとき，今まで医学・医療の「外」にあるようにみえたものでも，それが国民の公衆衛生と福祉の向上に資することが明らかになれば，やがては医学・医療の「中」に取り込まれてきたし，今後もそうであろう。社会疫学など「健康の社会的決定要因」に着目する診断や治療，対策は，（近）未来の医学・医療の大きな柱になると私は考えている。

■文献

1）シャボットあかね：オランダ発ポジティヴヘルス—地域包括ケアの未来を拓く．日本評論社，2018

2）Huber M, Knottnerus JA, Green L, et al : How should we define health? BMJ, 343（4163）：235-237, 2011

3）Huber M, van Vliet M, Giezenberg M, et al：Towards a 'patient-centred' operationalisation of the new dynamic concept of health：a mixed methods study. BMJ Open, 6（1）：e010091 , 2016

4）一般財団法人オレンジクロス：社会的処方白書．一般財団法人オレンジクロス，2021
https://www.orangecross.or.jp/project/socialprescribing/pdf/socialprescribing_2020_01.pdf

5）Holt-Lunstad J, Smith TB, Layton JB：Social relationships and mortality risk：a meta-analytic review. PLoS Med, 7：e1000316, 2010

6）Murphy SM, Edwards RT, Williams N, et al：An evaluation of the effectiveness and cost effectiveness of the National Exercise Referral Scheme in Wales, UK：a randomised controlled trial of a public health policy initiative. J Epidemiol Community Health, 66：745-753, 2012

7）Bickerdike L, Booth A, Wilson PM, et al：Social prescribing：less rhetoric and more reality. A systematic review of the evidence. BMJ Open, 7：e013384 , 2017

8）Pescheny JV, Pappas Y, Randhawa G：Facilitators and barriers of implementing and delivering social prescribing services：a systematic review. BMC Health Serv Res, 18（1）：86, 2018

9）Pescheny JV, Randhawa G, Pappas Y：The impact of social prescribing services on service users：a systematic review of the evidence. Eur J Public Health, 30：664-673, 2020

10）Reinhardt GY, Vidovic D, Hammerton C：Understanding loneliness：a systematic review of the impact of social prescribing initiatives on loneliness. Perspect Public Health, 141（4）：204-213, 2021

11）Thomas G, Lynch M, Spencer LH：A Systematic Review to Examine the Evidence in Developing Social Prescribing Interventions That Apply a Co-Productive, Co-Designed Approach to Improve Well-Being Outcomes in a Community Setting. Int J Environ Res Public Health, 18（8）：3896, 2021

12）Vidovic D, Reinhardt GY, Hammerton C：Can Social Prescribing Foster Individual and Community Well-Being? A Systematic Review of the Evidence. Int J Environ Res Public Health, 18（10）：5276, 2021

13）Commission on Social Determinants of Health：Closing the gap in a generation：Health equity through action on the social determinants of health. World Health Organization, 2008
https://apps.who.int/iris/bitstream/handle/10665/43943/9789241563703_eng.pdf?sequence=1（日本語訳 http://sdh.umin.jp/translated/2008_csdh.pdf）（2022 年 1 月 20 日確認）

14）World Medical Association：WMA Statement on Inequalities in Health, 2009
https://www.wma.net/policies-post/wma-statement-on-inequalities-in-health/（2022 年 1 月 20 日確認）

15）Cottam B, Chandaria K：How doctors can close the gap—Tackling the social determinants of health through culture change, advocacy and education. Royal College of Physicians, 2010
https://www.rcplondon.ac.uk/file/2586/download?token=5ihvuF43（2022 年 1 月 20 日確認）

16）The college of family physicians of Canada：Best Advice Guide：Social Determinants of Health. The college of family physicians of Canada, 2015
http://patientsmedicalhome.ca/files/uploads/BA_SocialD_ENG_WEB.pdf（2022 年 1 月 20

日確認）

17）Daniel H, Bornstein SS, Kane GC, et al：Addressing Social Determinants to Improve Patient Care and Promote Health Equity：An American College of Physicians Position Paper. Ann Intern Med, 168：577-578, 2018

18）日本プライマリ・ケア連合学会：日本プライマリ・ケア連合学会の健康格差に対する見解と行動指針．2018
https://www.primary-care.or.jp/sdh/fulltext-pdf/pdf/fulltext.pdf（2022 年 1 月 20 日確認）

19）厚生科学審議会地域保健健康増進栄養部会：「健康日本 21（第二次）」中間評価報告書．2018
https://www.mhlw.go.jp/content/000481242.pdf（2022 年 1 月 20 日確認）

20）近藤克則：健康格差社会への処方箋．医学書院，2017

21）Kondo K：Social Determinants of Health in Non-communicable Diseases—Case Studies from Japan. Springer Singapore, 2020

22）近藤克則：子どもの貧困と健康—健康格差社会への処方箋．子どもの健康科学，20（1），21-27, 2020

23）近藤克則：健康格差縮小と 21 世紀型健康教育・ヘルスプロモーション．日本健康教育学会誌，27：369-377, 2019

24）Bonita R, Beaglehde R, Kjellström T, et al：Basic epidemiology, 2nd edition. World Health Organization, 2006〔木原雅子，木原正博（監訳）：WHO の標準疫学，第 2 版．三煌社，2008〕

25）近藤克則：「ゼロ次予防」のための設計科学—暮らしている人が健康になる社会づくりに向けて．横幹，14（1）：16-23, 2020

26）World Health Organization：Adelaide Statement on Health in All Policies：Moving towards a Shared Governance for Health and Well-Being. Report from the International Meeting on Health in All Policies. 2010
http://www.who.int/social_determinants/hiap_statement_who_sa_final.pdf（日本語訳 http://sdh.umin.jp/translated/2010_adelaide.pdf）（2022 年 1 月 20 日確認）

27）日本公衆衛生学会公衆衛生モニタリング・レポート委員会：健康影響予測評価（Health Impact Assessment）の必要性と日本公衆衛生学会版ガイダンスの提案．日本公衆衛生雑誌，58：989-992, 2011

28）近藤克則：医療・福祉マネジメント—福祉社会開発に向けて　第 3 版．187-202, ミネルヴァ書房，2017

29）厚生労働省：これからの介護予防．2014
https://www.mhlw.go.jp/file/06-Seisakujouhou-12300000-Roukenkyoku/0000075982.pdf（2022 年 1 月 20 日確認）

30）一般介護予防事業等の推進方策に関する検討会：取りまとめ．2019
https://www.mhlw.go.jp/content/12300000/000576580.pdf（2022 年 1 月 20 日確認）

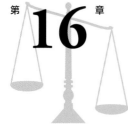

第16章

「健康によい社会政策」を
考えよう

　社会経済的要因・環境要因が人々の健康に与える影響を解明し，国民の
健康増進に寄与する社会疫学に課せられるものは，第14章で考えた基礎
科学としての課題にとどまらない。研究成果を社会に還元し現実の政策形
成や社会実装に貢献することも期待されている。今では「根拠に基づいた
政策（形成）：evidence based policy（making）」〔EBP（M）〕という言葉
も聞かれ，政策形成にも根拠が求められる時代になったからだ[1-5]。そし
て，健康に影響する政策は，第15章で考えた医療や予防[6]，公衆衛生・
健康政策[7] などの枠を越えた，広い範囲の政策に及ぶ。

　では，社会疫学で得られた知見や根拠に基づくと，どのような政策が求
められるのであろうか。その根拠は十分なものなのであろうか。また，そ
の政策による副作用は考えなくてよいのかなど，検討すべき課題は多い。
本章では，これらについて考える。

社会疫学の知見が示唆するもの

　本書で述べてきたことを要約すると，以下のようになる。

　社会経済的要因・環境要因により地域間や集団間における健康格差があ
る社会，すなわち「健康格差社会」に私たちは生きている。これまで，社
会経済的要因・環境要因が身体的健康に影響を及ぼす作用経路の解明が進
められてきたが，すべての疾患において十分にはわかっていない。しか
し，社会経済的状態がよくないことや，人間関係における孤立や配偶者と
の死別などが，（少なくとも背景要因の1つとして）不健康に関連してい

ることに疑いの余地はない。

　その作用経路は，物質的な欠乏状態や不適切な健康行動，医療サービス
の利用のしにくさだけでは説明できない。これらとともに，うつや主観的
健康感，「生き抜く力」（第8章）など，心理的・主観的な要因が関与し
ている。

　例えば心筋梗塞でいえば，職場・家庭での心理的ストレスや経済的なス
トレス，死別などのライフイベントによるストレスの影響の大きさは，喫
煙よりは小さいが，高血圧や内臓肥満よりも大きいとする報告がある[8]。
そして，心理的・社会的ストレスにさらされた人や動物には，好ましくな
い神経・内分泌・免疫学的変化が観察されている。つまり「気のせい」で
片づけられない生物学的な変化を伴っているのである。

　また，個人の社会経済的要因だけでなく，個人が属するコミュニティの
あり方も健康に影響を及ぼしている。所得格差が大きな社会は，そこに暮
らす住民全体の健康度を低下させる可能性が高い。また，社会経済格差の
拡大は，コミュニティの（信頼感や互助意識などの）ソーシャル・キャピ
タルを切り崩し[9]，犯罪やストレスは増え，健康度を下げると考えられ
る。

　そして，健康教育など個人レベルへの介入策にも限界がある。そのこと
に気づかれるにつれ，「原因の原因」に遡るゼロ次予防の視点をもって，
人口集団，あるいは社会・環境に介入する政策の重要性が注目されてきて
いる。

社会経済格差の拡大を招く政策の見直し

　社会疫学のこれまでの知見に基づき，健康によい政策を考えると，以下
のような社会保障政策，労働政策，教育政策，税制度などを挙げることが
できる。これらの内容は，日本で進められてきた，社会経済格差の拡大を
助長するような政策とは対極にあるものが多い。その見直しなどは，一見
非現実的で不可能にみえる。

　しかし，ヨーロッパでは，社会経済的な条件の違いによる健康格差があ
ることを公式に認め，それ以降は格差を縮小する政策や行動計画を公表し

た[3, 10-12]。それらを手掛かりにすると，いまや「健康日本21（第2次）」で「健康格差の縮小」を基本的な方向として掲げた日本において，見直すべき政策は社会保障政策にとどまらない。

●社会保障政策

日本で「年金制度の見直し」といえば給付額の引き下げを，「医療制度改革」といえば自己負担額の増加を意味してきた。これらにより低所得層を中心に，経済的なストレスや将来への不安にさらされる人は増えている。

一方，社会疫学の知見が示唆する「健康によい政策」とは，最低年金額を引き上げて低所得者を減らし，いつでも誰でも診てもらえる医療保障制度によって，将来への不安を和らげ，安心感を高める政策である。

●労働政策

近年の企業における業績回復の背景には，非常勤など低賃金・不安定雇用労働者の拡大がある。また，リストラ・失業への不安が圧力となり，サービス残業や長時間労働，遠隔地への転勤，単身赴任などがまかり通ってきた。その結果，働き盛りの男性では過労死や自殺，うつが増加し，その一方で家庭では，孤独な子育てを行う母親の育児不安が増加していた。

ようやく日本でも，最低賃金の引き上げ，罰則を伴う有給休暇の取得義務化（2019年）などが行われ，ワーク・ライフ・バランスという言葉が聞かれるようになった。しかし，まだ十分とはいいがたい。不安定雇用の抑制や労働者としての権利保障，同一労働同一賃金，ワークシェアリング，育児休暇の義務化など，ヨーロッパ並みの労働条件で仕事と家庭の両立などが実現すれば，より健康的な社会に向かう可能性は高い。

●教育政策

ゆとり教育の導入後，社会階層が低い層ほど学習時間が少なくなり，教育における不平等は拡大した[13]。格差が拡大するなかで，将来に希望がもてる人と，将来に絶望している人が生まれる「希望格差社会」[14]になっている。社会階層が低い人ほど，生きるうえで多くの困難にさらされ，それ

を乗り越えるモデルとの出会いは少ない。彼らにこそ，ストレス対処能力
や問題解決能力など「生き抜く力」が必要である。

　就学前教育の無償化などによる保障，大学（院）進学率の向上など，学
校教育やさらには生涯教育を通じて「生き抜く力」を高めるためにできる
ことはまだ多い。

●税制

　社会経済格差の拡大は，国民全体の健康に望ましくない影響を及ぼして
いる[9]。そして，人々の信頼感や連帯感など，ソーシャル・キャピタルを
切り崩した可能性もある。格差縮小のためには，相続税の強化や課税の累
進制強化など，税制の見直しも検討すべきであろう。それらを財源に社会
保障制度を拡充し，所得再分配機能を強めれば，社会経済格差は縮小可能
である。それは，コミュニティにおける連帯感など，ソーシャル・キャピ
タルを育み，治安や健康格差の改善にも有利な条件になると思われる。

　問題は，そうした政策に対して社会的な合意が得られるのかどうかであ
る。全国から無作為に抽出された 20～65 歳の 6000 人（有効回収数は
1928 人）を対象にした調査では，「所得格差の拡大は望ましくない」と答
えた人は 70%，所得再分配政策の強化に賛成する人は 52% であったとい
う報告もある[15]。少なくとも今以上の格差「拡大」策をとることへの慎重
さは必要である。

医学・医療以外の分野での課題

●構造的決定要因としての「政策」の重要性

　医学・医療以外の分野での課題と，WHO が掲げる「Health in All Pol-
icies（すべての政策に健康を）」[16] の必要性を考えてみよう。

　社会疫学研究が明らかにしたのは，健康行動などの「原因」だけでな
く，その背景にある社会環境を含む社会的決定要因という「原因の原因」
に遡ることの重要性である。その視点からみると，医学・医療の枠を超え
た取り組みや政策の重要性がみえてくる。

　WHO が示した「健康の社会的決定要因」（social determinants of

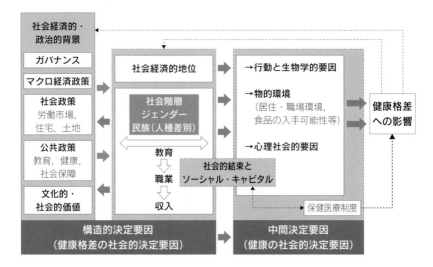

図 16-1　健康の社会的決定要因に関する概念的枠組み（図 1-6，16 頁の再掲）

〔World Health Organization（WHO）：A Conceptual Framework for Action on the Social Determinants of Health.2010（厚生科学審議会地域保健健康増進栄養部会次期国民健康づくり運動プラン策定専門委員会仮訳：健康日本 21［第 2 次］の推進に関する参考資料，9，2012）を一部改変〕

health：SDH）のフレームワーク（概念的枠組み）を図 16-1 に改めて示した。今まで健康の決定要因として重視されてきた行動と生物学的要因に加え，物的環境や心理社会的要因すら，右側の「中間決定要因」である。最終段階で健康への悪影響を阻止するための制度が，右下に示された保健医療制度である。

　左手には，社会経済的の地位や，社会政策をはじめとする社会経済的・政治的背景などの「構造的決定要因」がある。例えば，運動に適した公園や歩きやすい環境づくりなどには都市計画・政策が必要である。過労死を招く長時間労働の抑制や，低所得を減らすための最低賃金引き上げなどの労働政策，家庭内での社会的サポートを豊かにするワーク・ライフ・バランスの促進，社会的孤立を緩和する「通いの場」や子ども食堂づくりなどのコミュニティ政策も重要である。

　また，ライフコースの視点からみて，「教育を受けられなかったこと」が高齢期のうつや転倒，認知症のリスクでもあることを考えると[17, 18]，教

育（政策）は重要である。第 5 章で紹介したように，1950 年時点では高校進学率は 42.5%，大学進学率は 1 割未満にとどまっていた（図 5-3，78頁）。それが 2020 年では，高校進学率は 95%，大学進学率が 6 割弱となっている。数十年で社会環境は大きく変えられるのだ。就学前教育の無償化や「大学等における修学の支援に関する法律（大学無償化法）」（2019 年）など，より多くの国民が教育を受けられる政策の意義は大きいと思われる。

ここではこれくらいにとどめるが，WHO が掲げる「Health in All Policies」の必要性は明らかだろう。健康格差の縮小に有用な多くの政策を巡る課題については『健康格差社会への処方箋』[17]で述べたので，ぜひ参照されたい。

予想される 2 つの批判

ここまでに示したような政策を導入すべきであるという主張には，少なくとも 2 つの反論が予想される。それは「科学的根拠が不十分」と「悪平等は経済の活力を削ぐ」の 2 点である。

科学的根拠は十分か

第 1 の批判は，「政策形成の科学的根拠（エビデンス）としては不十分である」というものである。3 つの視点から反論を試みたい。

RCT は適用可能か

まず，良心的な臨床医学・医療関係者からは「RCT（無作為化対照比較研究）による質の高い科学的根拠が少ない」という批判がなされるかもしれない。しかし RCT はいかなる場合にも実施が可能な研究デザインではない。RCT は，他の要因の影響よりも強い因果関係をもつ，比較的単純な介入による，測定可能なアウトカムに対する短期効果を検証するのに適した方法である[4]。

一方，政策の効果は，RCT による評価が簡単ではない。例えば，低所得者への現金給付による所得格差是正策が 20 年後の健康に与える影響を調べるために，現金給付なし群と，現金給付あり群の 2 群に無作為に分

けて 20 年間も観察することができるだろうか。参加者の同意を得るうえでも倫理的にも受け入れられないであろう[19]。仮に実施できたとしても，20 年後の健康には多要因が複雑に絡み合うので，所得要因の影響か否かの判断も簡単ではない[4]。したがって，信頼性と妥当性を確保した RCT 以外の方法による質の高い研究の蓄積が不可欠である。

●科学的根拠は要素の 1 つ

　第 2 に，科学的根拠だけで政策が形成されるわけではない。科学的根拠は，利害関係者の声の大きさ，経済的影響，国民の支持などと並ぶ，政策形成の要素の 1 つにすぎない[2, 5]。例えば，たばこが健康によくないことには，すでに科学的に十分な根拠が蓄積されてきていた。しかし，2003 年に導入された健康増進法（2020 年改正）の後も，たばこ税の大幅引き上げや販売の禁止はされていない。根拠の科学性は重要だが，政策形成においては 1 つの要素にすぎないのである。

　また，現在行われている（社会疫学の知見からは推奨できない）政策についても，科学的合理性に基づく批判に耐える根拠があるのかを考えるべきである。政策の科学性を評価する際は，科学的合理性の理想モデルと比べるのでなく，現在の政策決定プロセスで拠り所にされている根拠の科学性の水準と比べて評価すべきである。

●フェイル・セーフの視点

　第 3 の反論は，フェイル・セーフ（fail safe，失敗したときの安全性）の視点からである。人は必ず判断ミスをし，科学技術も万能ではない。最新技術の粋であるパーソナルコンピュータも予告なくフリーズする。安全といわれてきた原子力発電所は津波によって事故を起こし多くの人々の生活を破壊した。このように人や技術が誤ったり期待通りの成果が出なかったりしたときにも安全を確保する考え方や方法が，フェイル・セーフである。例えば，「パソコンは時にフリーズする」ことを前提に，時々バックアップをとっておくことがそれである。失敗した場合の被害が大きい問題ほど，この考え方が重要である。

　社会疫学の知見に基づくと，社会経済格差を拡大から縮小に転じさせる政策が，国民の健康のためには望ましい。しかし，その考えの基になっている科学的知見や判断も誤りかもしれない。そこで，これらが誤っていた

場合のリスクを考えてみよう。

　その場合，先に述べたような社会経済格差を縮小する政策に転じても，国民の健康度や死亡率には，何ら改善がみられないかもしれない。しかし，少なくとも経済的なストレスや将来の不安，不安定雇用などから救われる人は確実に増える。

　格差拡大社会では，一握りの高額所得者（いわゆる「勝ち組」）の背景に，多くの「負け組」がいる。所得の再分配により幸福になる（少なくとも経済的なストレスが軽減する）人のほうが圧倒的に多い。健康改善の効果がみられず期待はずれに終わったとしても，より多くの国民にとって喜ばしい結果をもたらすであろう。

　逆の見方をすれば，格差拡大につながる政策が誤っていた場合のリスクや副作用も考えるべきである。激しい競争のもとでの社会経済格差のいっそうの拡大は，国民に何をもたらすのであろうか。今や日本は，先進国のなかでも，子どもの貧困率が高い国になってしまった。競争に参加する者は，勝ち抜くためにますます長い時間とエネルギーを費やすであろう。しかも，敗者のほうが勝者よりも多い。社会的排除を経験した若者は，働く意欲を失わないであろうか。また，貧富の差の拡大は，治安を悪化させないであろうか。治安が悪く信頼感がもてない社会で，人々は連帯を取り戻すことができるのであろうか。

　以上，フェイル・セーフの視点からも，現在の政策と社会経済格差是正の政策をみて，果たしてどちらのリスクが大きいのかを問い直すべきである。

●社会経済格差の縮小で経済成長が鈍るのか

　社会経済格差拡大政策の見直しに対する第2の批判は，いわば政策の副作用[2]に対するものである。「社会経済格差が縮小して悪平等がはびこれば，競争がなくなり，サボる人間が増える。その結果，経済効率が落ちて経済成長が鈍る。だから，社会経済格差の拡大は必要悪だ」という主張である。これに対しても3つの反論を試みたい。

●格差拡大は生産性を上げるのか

　第1の反論は，格差の拡大が生産性を上げるという根拠がかなり怪し

いことである。まず，Kawachi が引用している米国の大リーグ（野球）の例を挙げよう[9]。チームの勝率やプレーヤーの成績などのパフォーマンスと，プレーヤーの年俸のチーム内格差の大きさとの関係を分析した研究である。低額年俸プレーヤーは高額プレーヤーをみて発憤し，高額プレーヤーは年俸に恥じない仕事をするので，年俸格差が大きく不平等度が大きいチームのほうがパフォーマンスはよいのだろうか。結果は，予想に反して，年俸分布が不平等なチームほど，プレーヤーの成績もチームの成績も悪かったという。例えば，年俸のバラツキが 1.6% 増えるごとに，チームの勝率は 26% 下がり，観客動員力も 41% 下がっていたという。

　成果主義による年俸制を導入したがうまく機能せず，見直した日本企業も多い[20]。個人プレーにはよいかもしれないが，少なくともチームや組織にとって格差の拡大はプラスとは限らないのである[9]。

　また，Frey と Stutzer の研究[21] によれば，以下のことが指摘されている。人が幸福を感じ意欲を燃やすのは他者に評価されたときだが，先進国においては所得の絶対額でなく他の人と比べた相対所得を重視している。それに基づけば，「所得ランキングをそのまま維持しつつ，同時に，所得を受ける者同士の絶対的な格差を縮小できるとすれば，主観的幸福にもほとんど影響せず，おそらく労働意欲も低下しない」という[21]。

　マクロレベルの例では，「奇跡」と呼ばれた日本の高度経済成長の経験が挙げられる。1961〜1980 年までの日本では，不平等度を表すジニ係数は小さくなっていた。つまり，社会経済格差がむしろ縮小し「悪平等」が進行するなかで，「奇跡」は成し遂げられたのである。しかもこれは日本においてだけみられた現象ではない。国際比較研究によれば，経済成長と社会の不平等度の間には，負の関係がある。不平等度の高い社会ほど，経済成長が遅いのである[22, 23]。OECD の報告書でも，所得格差が拡大すると経済成長が低下するとされている（図 16-2）[24]。

◉幸福のパラドックス

　第 2 の反論は，経済的豊かさが必ずしも幸福をもたらさないという「幸福のパラドックス」[21, 25] である。

　戦後の日本がそうであったように，経済的に貧しい国が，ある程度の経済的豊かさに達するまでは，経済力は幸福の基礎条件となる。しかし，一

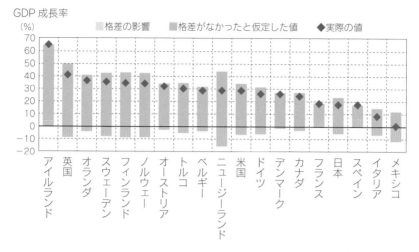

図 16-2　格差変動（1985〜2005 年）のその後の累積的成長（1990〜2010 年）に対する影響（推計）

格差の変動が 1990〜2010 年の 25〜64 歳人口 1 人あたりの GDP 成長率にどのような影響を及ぼすかを推計したもの。「実際の値」は，実際の 1 人あたりの GDP 成長率。「格差の影響」は，OECD 各国の実際の格差変動（1985〜2005 年）および分析により推計された格差の成長に対する影響に基づき算出。「格差がなかったと仮定した値」は，「実際の値」から「格差の影響」を引いた差で，格差の変動がなかった場合の成長率と解すべきものを示す。ドイツの「実際の値」成長率は 1991 年以降。オーストリア，ベルギー，スペイン，アイルランドの場合，格差の変動は 1985〜2000 年。

〔OECD 雇用労働社会政策局：所得格差は経済成長を損なうか？　Focus on Inequality and Growth, December 2014, 2, OECD, 2014〕

定以上の経済力をもった先進諸国においては，経済的豊かさも，経済成長率も，国民の幸福感の高低とは相関してはいない[9, 21, 25]。

　例えば，1958〜2002 年の 46 年間に日本の実質 GDP は 5.5 倍に拡大した。その間の「現在の生活に対する満足度」の推移を「国民生活に関する世論調査（総理府，現内閣府）」で見ると，「（十分または一応）満足している人」の割合は 60〜70% で安定している[25]。

　経済的に豊かになることそれ自体は目的ではなく，幸福追求の手段ではないだろうか。幸福を追求しているつもりが，長時間労働で健康を害し，家庭を崩壊させるとしたら，いったい何のための豊かさ，あるいは経済効率の追求なのだろうか。

◉富の使い道

　第3の反論は，生み出した富の使い道についてである。お金があること，経済力があること自体は，悪いことではない。問題はその使い道である。豊かになっても，さらにお金が必要だと感じるのは，「将来が不安だから」「将来に備えるため」という人が多いのではないか。社会経済格差の拡大をもたらす政策を見直し，所得の再分配を進め，社会保障を厚くする政策は，まさにこの不安を和らげる政策である。

　以上，「政策形成の科学的な根拠としては不十分」「悪平等は経済の活力を削ぐ」という2つの批判に反論してきた。いずれの批判も，政策の見直し論議自体を否定する論拠としては，十分とはいえないと考える。

🌐 第16章のまとめ

　社会経済的な格差の拡大で国民の健康破壊がどれほど進むのか，またこれらの格差を是正すれば健康度や幸福度がどれほど上がるのかについて，すでに科学的な根拠が確立したなどとはいわない。しかし，そのことを示唆する知見が本書で紹介した程度には蓄積されてきている。

　また，誰もが納得できる水準の科学的根拠の確立を待っていたら，本書で紹介してきた理論仮説が警告するように，格差拡大社会がいわゆる「負け組」だけでなく「勝ち組」も含めた多くの国民の健康を損なう恐れは高い。そのとき，待っている間に失われるものはあまりに大きい。実際に格差が拡大する米国の平均寿命は2014年から3年連続で短縮した。将来に禍根を残さないためには「科学的合理性」だけに固執せず，「社会的合理性」が合わせて発揮されるべきである。

■文献
1) Smith GD, Ebrahim S, Frankels S：How policy informs the evidence. BMJ, 322：184-185, 2001
2) Macintyre S, Chalmers I, Horton R, et al：Using evidence to inform health policy；case study. BMJ, 322：222-225, 2001
3) Macintyre S：Evidence based policy making. BMJ, 326：5-6, 2003
4) Victora CG, Habicht JP, Bryce J：Evidence-based public health；moving beyond random-

ized trials. Am J Public Health, 94：400-405, 2004

5) Marmot MG：Evidence based policy or policy based evidence? BMJ, 328：906-907, 2004

6) Rose G：The Strategy of Preventive Medicine. 20, 30, Oxford University Press, Oxford, 1992〔曽田研二，田中平三（監訳）：予防医学のストラテジー—生活習慣病対策と健康増進．医学書院，1998〕

7) Spasoff RA：Epidemiologic Methods for Health Policy. Oxford University Press, 1999〔上畑鉄之丞（監訳）：根拠に基づく健康政策のすすめ方—政策疫学の理論と実際．24, 28, 32, 医学書院，2003〕

8) Rosengren A, Hawken S, Ounpuu S, et al：Association of psychosocial risk factors with risk of acute myocardial infarction in 11119 cases and 13648 controls from 52 countries（the INTERHEART study）；case-control study. Lancet, 364：953-962, 2004

9) Kawachi I, Kennedy B：The Health of Nations；why inequality is harmful to your health The New Press, New York, 2002〔西信雄，高尾総司，中山健夫（監訳）：不平等が健康を損なう．75-81, 137, 155-162, 日本評論社，2004〕

10) Department of Health：Reducing health inequalities；an action report. DoH, London, 1999

11) Mackenbach JP, Stronks K：A strategy for tackling health inequalities in the Netherlands. BMJ, 325：1029-1032, 2002

12) Department of Health：Tackling Health Inequalities—A Programme for Action, 2003

13) 苅谷剛彦：階層化日本と教育危機—不平等再生産から意欲格差社会へ．有信堂高文社，2001

14) 山田昌弘：希望格差社会—「負け組」の絶望感が日本を引き裂く．筑摩書房，2004

15) 大竹文雄：日本の不平等—格差社会の幻想と未来．45, 119, 日本経済新聞社，2005

16) World Health Organization：Adelaide Statement on Health in All Policies：Moving towards a Shared Governance for Health and Well-Being. Report from the International Meeting on Health in All Policies. 2010
http://www.who.int/social_determinants/hiap_statement_who_sa_final.pdf（日本語訳 http://sdh.umin.jp/translated/2010_adelaide.pdf）（2022 年 1 月 20 日確認）

17) 近藤克則：健康格差社会への処方箋．医学書院，2017

18) Kondo K（ed）：Social Determinants of Health in Non-communicable Diseases—Case Studies from Japan. Springer, Singapore, 2020

19) Thomson H, Hoskins R, Petticrew M, et al：Evaluating the health effects of social interventions. BMJ, 328：282-285, 2004

20) 高橋伸夫：虚妄の成果主義—日本型年功制復活のススメ．日経 BP 社，2004

21) Frey BS, Stutzer A：Happiness and economics. Princeton University Press, Princeton, 2002〔佐和隆光（監訳）：幸福の政治経済学．12, 105-134, 243, ダイヤモンド社，2005〕

22) Alesina A, Rodrik D：Distributive politics and economic growth. Quarterly Journal of Economics, 109：465-490, 1994

23) Persson T, Tabellini G：Is inequality harmful to growth? American Economic Review, 84：600-621, 1994

24) OECD 雇用労働社会政策局：所得格差は経済成長を損なうか？　Focus on Inequality and Growth, December 2014, OECD, 2014
https://www.oecd.org/els/soc/Focus-Inequality-and-Growth-JPN-2014.pdf（2022 年 1 月 20 日確認）

25) 塩野谷祐一：幸福のパラドックス．季刊家計経済研究，59：76-77，2003

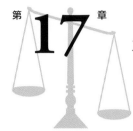

第17章 社会疫学

社会のための科学・21世紀のための科学

　研究とは，ビジョンと長い時間（本書でいえば約23年）と大きなエネルギーを注ぎ込む営みである。それ故に，研究者の価値判断の影響を免れることはできない。とりわけ社会と関わる研究分野の研究者にとって，価値観は重要である[1]。本書も，私の価値判断を色濃く映している。

　そのことを科学者のとるべき態度ではないと思われる方がいるかもしれない。しかし，本書の執筆で努めてきたように，自らの見解の根拠と限界を明示している範囲において，そのことが誤っているとは考えていない。先人たちも述べている。「疫学者の仕事は，その人の価値観に基づくもの」[2]であり，公衆衛生とは「科学，技術，信念の組み合わせ」[3]であると。

　また，ユネスコ（UNESCO；国連教育科学文化機関）の「科学と科学的知識の利用に関する世界宣言」[4]も，科学は「知識のための科学」にとどまるべきでないとしている。この宣言は，「21世紀のための科学：新たなコミットメント」をテーマに開催された世界科学会議（1999年）の成果として発表されたものである。そこでは，科学は「平和のための科学」「開発のための科学」であること，そして21世紀のための科学は，その成果を社会に還元する「社会のための科学」であるべきとしている。

社会のための科学

　「科学的合理性」のみを重視する立場に立てば，現在までの社会疫学の蓄積だけでは，成果を還元するには早すぎるという意見もあろう。しか

し，現実社会の政策形成においては「確固たる地盤をもった完全な研究結果を待っているわけにはいかない」[5]。例えば，牛海綿状脳症（BSE），アスベスト，新型コロナウイルス感染症（COVID-19），地球温暖化による健康被害をめぐり，多くの国民が政策判断を求めているのをみれば，しかも健康への影響が疑わしい段階では安全策を求めていることをみれば，そのことは明らかである。

　政策形成においては，科学を絶対視・万能視する「科学主義」に陥ることも，科学を無視することと同じくらいに有害である。なぜなら，根拠があっても，そこから常に同じ政策が導かれるわけではないからである[1]。当事者は，政治的・政策的判断に都合のよい根拠を用意し，都合に合わせて解釈するものである。例えば 19 世紀の英国の工場では，今なら小学生にあたる子どもにまで 10 時間もの労働が強いられていた。9 歳未満の子どもの労働を禁止する工場法が論議された当時，工場所有者側は死亡率のデータを使って「根拠に基づいて」反対したのである[6]。

　科学的に不十分で不確実な情報しかないとき，あるいは価値観によりとらえ方が異なるとき，重要になるのは社会的合意である。その合意形成過程で研究者が，今までに得られている知見やそれが示唆するものを，その不十分さや限界とともに示すことは，重要な社会への還元であり，「社会のための科学」の 1 つの形であろう。本書を執筆した理由はそこにある。

　社会は，共有する価値観など他の要素とともに，研究者の「科学的合理性」に基づく見解を考慮する。そして社会は，「社会的合理性」に基づいて「現時点で最善と思われる合意」を形成していくのである。

21 世紀のための科学

　前述したユネスコの世界宣言[4] では，科学研究の数ある分野のなかから「健康や社会の福祉」の分野を取り上げ，科学研究は「人類の健康の質的向上にとって大きな力」を発揮すべきとしている。さらに「科学者たちは，貧困な保健衛生や，国家間の，あるいは国内での社会集団間の健康の不平等（筆者注：inequalities in health，日本語訳文では「衛生状態の不公平」）に関する複雑な諸問題に対して（中略）立ち向かわなければなら

ない」とも述べている。これらの課題は，まさに社会疫学が取り組もうとしているものである。つまり社会疫学は「社会のための科学」であり，同時に「21世紀のための科学」なのである。

それ以外にも，以下のような点で，社会疫学は今後期待できる研究分野だと考えている。

●多市町村との共同による繰り返し調査によるビッグデータ研究

われわれの取り組む日本老年学的評価研究（JAGES：column1-2，7頁）は，延べ約75万人の高齢者のデータを蓄積してきた。このビッグデータを活用することによって，高齢者個人の要因でなく，社会環境の要因の解明に寄与してきた。

3年に一度，多数の市町村と共同して繰り返す縦断調査する仕組みによって，自然実験デザインによる災害疫学研究[7]や（政策）評価研究[8]が可能となった。その手法は，他の研究分野にも適応可能と考えている[9]。

●情報疫学

社会環境の1つに，情報環境がある。インターネット利用によるコミュニケーションを通じて，社会参加の促進や健康保護の効果があることがわかってきた[10-12]。スマートフォンなどを通して個人の健康記録（personal health record：PHR）を収集し，それを活用することも可能になっている。スマートフォンで1人ひとりに適した情報をフィードバックすることで禁煙を支援する介入は，すでに保険適用された。また，ウォーキングポイントや健康マイレージなどのインセンティブ（動機づけ）によって，人々の行動は変わる[8]。

このような情報環境と健康との関連を解明する「情報疫学」と呼ぶべき領域は，社会疫学の新たな期待できる研究分野となっていくと予想している。

●産官学連携研究

建造環境が重要だとわかっても，研究者がまちをつくり替えることはできない。われわれはUR都市機構（旧・日本住宅公団）や不動産開発会

社などとの共同研究で，まちの建造環境とそこに暮らす人々の健康行動と健康との関連の研究を進めている。これは，国立研究開発法人科学技術振興機構（JST）産学共創プラットフォーム共同研究推進プログラム（OPERA）「暮らしているだけで健康・活動的になる住空間・コミュニティの創出を目指す Well Active Community（WACo）」の一環で，26 社が参加している。企業が収集するデータや JAGES や行政のデータを組み合わせ介入の評価研究をしたり，ICT（情報コミュニケーション技術）企業が集めたビッグデータを，人工知能も用いて分析を進めたりしている。

　社会疫学で RCT（無作為化対照比較研究）を行うことは難しいが，このような産官学連携研究によって繰り返し介入し効果検証を重ねることで，因果関係の一端を検証できると考えている。

●実装前研究と実装研究

　実装前研究と実装研究という分け方（表 17-1）がある。従来の研究は，実験や RCT に代表されるような管理された条件下での「効能」や法則を明らかにすることに注力してきた。しかし，そこで明らかになった「効能」が，複雑な現実社会のなかで「効果」を発揮するとは限らない。

　例えば，死亡率を抑制する「効能」が確認された，がん検診やワクチン，降圧薬などであっても，受診率や接種率，服用率が低ければ，十分な

表 17-1　実装前研究と実装研究

研究段階	実装前研究		実装研究		
	基礎研究	臨床効果検証	実装向け効果検証	実装導入	実装普及
研究の場	研究室	実験的環境	一部対照を含む現実社会	現実社会	現実社会
主な関心	実装には無関心	効能はあるか	効果はあるか	効果に影響する要因は何か	やり方の変化や違いによる差は？
典型的な研究手法	少数例での研究	RCT（無作為化対照比較研究）	準実験的/観察研究	観察/参加型研究	普及時の準実験的/観察研究

〔近藤克則：研究の育て方—ゴールとプロセスの「見える化」．35, 医学書院，2018 より〕

「効果」はみられない。何に（what）「効能」があるのかという問いと，どうすれば（how）「効果」をより高められるかという問いとは別ものである。

そこで，前者を実装前研究，後者を実装研究・実装科学（implementation research/implementation science）として区別しようという考え方が示された。保健医療福祉における普及と実装科学研究会によれば，実装科学とは，「学際的なアプローチにより，患者，保健医療従事者，組織，地域などのステークホルダーと協働しながら，エビデンスに基づく介入（evidence-based intervention：EBI）を，効果的，効率的に日常の保健医療福祉活動に組み込み，定着させる方法を開発，検証し，知識体系を構築する学問領域」[13] である。

健康格差やその生成メカニズムがどのように「ある」かを見るのではなく，縮小「する」ことを意図するとき，実装前研究による「効能」に関する根拠（エビデンス）を基に，現実社会（リアルワールド）で「効果」を発揮するための政策や実践が必要になる。やりっぱなしでなく，政策や実践のプロセス，効果，改善すべき課題を評価する，実装研究の重要性が増していくだろう。実装研究の発展において，社会疫学の課題，理論，手法などが果たす役割は大きいと考える。

第17章のまとめ

社会疫学は，人を細分化して理解しようというフロンティアでなく，環境のなかの人間を理解しようという「もう1つのフロンティア」（第3章51頁）である。それは，「社会のための科学」であり，いくつもの意味で「21世紀のための科学」である。

社会疫学分野に，科学的な研究が推進できる大規模な研究資源が投入されることを切望している。そして，読者のなかから，社会疫学に関心を寄せ，一緒に研究や社会実装に取り組んで下さる方がたくさん生まれることを願っている。

■文献

1) Marmot MG：Evidence based policy or policy based evidence? BMJ, 328：906-907, 2004

2) Spasoff RA：Epidemiologic Methods for Health Policy. 24, 28, 32, Oxford University Press, 1999〔上畑鉄之丞（監訳）：根拠に基づく健康政策のすすめ方―政策疫学の理論と実際. 医学書院, 2003〕

3) Porta M（ed）：A Dictionary of Epidemiology. Oxford University Press, 2008〔日本疫学会（訳）：疫学辞典, 第 5 版. 日本公衆衛生協会, 2009〕

4) 世界科学会議：科学と科学的知識の利用に関する世界宣言（1999 年 7 月 1 日採択）. 文部科学省ホームページ, 2010
https://www.mext.go.jp/b_menu/shingi/gijyutu/gijyutu4/siryo/attach/1298594.htm（2022年 1 月 20 日確認）

5) Rose G：The Strategy of Preventive Medicine. 20, 30, Oxford University Press, Oxford, 1992〔曽田研二, 田中平三（監訳）：予防医学のストラテジー―生活習慣病対策と健康増進. 医学書院, 1998〕

6) Smith GD, Ebrahim S, Frankel S：How policy informs the evidence. BMJ, 322：184-185, 2001

7) 岩沼プロジェクト：研究成果報告書「東日本大震災前後の高齢者の機能低下・回復とソーシャル・キャピタル」. 千葉大学予防医学センター 社会予防医学研究部門, 2021

8) 藤原聡子, 辻大士, 近藤克則：ウォーキングによる健康ポイント事業が高齢者の歩行時間, 運動機能, うつに及ぼす効果：傾向スコアを用いた逆確率重み付け法による検証. 日本公衆衛生雑誌, 67（10）：734-744；67（11）：828, 2020

9) 近藤克則：デジタル庁時代の EBPM デザイン―JAGES22 年の経験から. 新情報, 109：43-51, 2021

10) Nakagomi A, Shiba K, Kondo K, et al：Can Online Communication Prevent Depression Among Older People? A Longitudinal Analysis. J Appl Gerontol, 41（1）：167-175, 2022

11) Kondo N, Koga C, Nagamine Y（eds）：Understanding the Role of Internet Access on Health and Health Equity toward Healthy Ageing in the Western Pacific Region. Japan Agency for Gerontological Evaluation Study, 2021
https://www.jages.net/project/wpro_ja/?action=common_download_main&upload_id=12649（2022 年 1 月 20 日確認）

12) 古賀千絵, 近藤克則, 近藤尚己：高齢者のインターネット利用と健康―JAGES 縦断研究の結果より. 社会保険旬報, 2836：14-22, 2021

13) 保健医療福祉における普及と実装科学研究会：普及と実装研究（D&I 研究）ポリシー. 2019
https://www.radish-japan.org/resource/research_policy/index.html（2022 年 1 月 20 日確認）

あとがき

　私は，公衆衛生や研究に関心を寄せつつ，プライマリ・ケア医を目指したローテート研修を経て，リハビリテーション科専門医となった。14年間の臨床医経験から，健康の社会的決定要因や生物・心理・社会モデルの重要性を実感した。

　やがて政策研究をしたいと日本福祉大学に転じ，AGES（愛知老年学的評価研究）を立ち上げた。臨床医時代に着想した仮説を検証してみると，要介護認定者割合は低所得層で5倍（図3-3，47頁）と，私の予想以上に大きく，驚いた。勇んで学会発表したが反応は乏しかった。そのため，その意義に確信をもてないまま，英国留学へと飛び立った。

　留学中に社会疫学（social epidemiology）に出会えたのは幸運だった。Wilkinson の著作 "Unhealthy Societies" と出会い，「自分の関心のすべてを貫くものだ」と興奮した。それは2001年1月31日の深夜，ケント大学の研究室でのことであった。日本が世界一長寿になった理由として，Wilkinson や Marmot，Kawachi らが，日本社会の格差が小さいこと，ソーシャル・キャピタルの豊かさなど，社会的要因の重要性を指摘していた。しかし，日本社会は，格差が拡大する方向に変化していた。「このまま黙って見過ごせない」という思いに火がつき，社会疫学研究の意義に確信をもった。

　帰国後の2003年，約3.3万人の高齢者を対象に大規模調査を行った。危惧していた通り，日本社会にも最大約7倍もの健康格差があった。その知見を交え社会疫学を紹介したのが2005年に出版した本書の初版であった。

　その後の展開は，本書や拙著『健康格差社会への処方箋』（医学書院，2017），『研究の育て方―ゴールとプロセスの「見える化」』（医学書院，2018）のあとがきなどに書いた。ここには2018年以降のことを記しておこう。

　2018 年には，日本老年学的評価研究（JAGES）の知見や手法をまとめたモノグラフを WHO から出版してもらった。それらを社会に実装するための一般社団法人日本老年学的評価研究機構を，尾島俊之（浜松医科大学），近藤尚己（京都大学），相田潤（東京医科歯科大学），長嶺由衣子（同），斉藤雅茂（日本福祉大学），宮國康弘（同），堀田行久（千葉大学：当時）らとともに立ち上げた。多くの研究者・院生が JAGES に参加してくれ，出版した論文や書籍が累積で約 700 編を超えた。それらの内容を紹介するプレス発表を毎月開催して，NHK スペシャルをはじめ多くのメディアに取り上げていただくことを通じた社会還元にも努めている。

　また，厚生労働省に加え，内閣府，国土交通省，スポーツ庁などの省庁や，松戸市，横浜市，名古屋市，神戸市など地方自治体の事業などにも関わらせていただいている。国立研究開発法人科学技術振興機構（JST）のプログラム「ゼロ次予防戦略による Well Active Community のデザイン・評価技術の創出と社会実装」をはじめ，10 社を超える企業との産学共創研究にも取り組み，新しいスマートフォンのアプリ「社会参加のすゝめ®」開発にも関わっている。本書で紹介した「すべての政策に健康を」（Health in All Policies）や，社会実装に向けた取り組みである。

　2020 年には「健康格差縮小を目指した社会疫学研究」で日本医師会医学賞をいただく幸運にも恵まれた。2021 年 6 月には日本老年社会科学会第 63 回大会長，2022 年 1 月には「社会と疫学」をテーマに掲げた第 32 回日本疫学会学術総会会長を務めさせていただいた。今では日本疫学会会員が選択する疫学の専門分野の中で，臨床疫学を上回り最も多いのは社会疫学である。当初は怪しげな目で見られることもあったが，約 20 年の時を経て，社会疫学は黎明期から隆盛期に移行したことを意味する。

　「国連の健康長寿の 10 年（UN Decade of Healthy Ageing 2021-2030）」に向け，WHO は測定，モニタリング，評価（Measurement, Monitoring and Evaluation）のための技術諮問グループ（Technical Advisory Group）を組織した。そこに専門家（expert）として参加することになった私にとってはもちろん，国連・WHO にとっても，未知の世界への挑戦である。健康長寿の実現や「いのちの格差」縮小には，実態の記述疫学や分析疫学によるメカニズムの解明という従来のアプローチだけでは足りな

い。Berkman ら編集の "Social Epidemiology" 第 2 版（2014）の序文にあるように「世界を単に観察するだけではなく，健康改善を目指した介入を設計し，評価を実践する」「疫学の新世界」（日本語版，XIV 頁，2017）が必要である。だから，社会疫学は隆盛期に入ったといっても，今は新世界の入口に過ぎない。

　本書の読者の中から，これから新世界を創っていく社会疫学に魅力を感じ，学際的な研究や産学共創研究，さらには「ゼロ次予防」の理念・政策・取り組みを社会実装して，「暮らしているだけで健康になる社会づくり」に一緒に取り組んで下さる方が多数生まれることを願っている。

　研究者としてライフワークと呼べるテーマに出会えたこと，多くの仲間に恵まれ学術的にも社会実装の面でもそれを追究できたこと，その成果を多数引用して本書の改訂版を出版できたことを，お世話になったすべての方々に心から感謝します。

2022 年 5 月

近藤克則

謝辞

　本書は, 科学研究費補助金 基盤研究 A（20H00557）, 日本医療研究開発機構（AMED）長寿科学研究開発事業（JP20dk0110034, 20lk0310073h0001, 21lk0310073h0002, 22lk0310087h0001）, 国立研究開発法人国立長寿医療研究センター研究開発費（21-20）, National Institutes of Health（R01AG042463）, JST-OPERA（JPMJOP1831）, 厚生労働行政推進調査事業費補助金（22FA2001）, 厚生労働科学研究費補助金（22FA1010）をはじめとする多くの助成を受けて行った研究の成果です。記して感謝します。

索引